U0337507

新手父母
成 长 课

让孩子
安然熟睡一整夜

〔德〕妮可·雷希特－乌尔默◎著

刘景姝◎译

长江出版传媒｜长江少年儿童出版社

图书在版编目(CIP)数据

让孩子安然熟睡一整夜 / (德) 雷希特–乌尔默著；刘景姝译. —— 武汉：长江少年儿童出版社, 2016.6
ISBN 978-7-5560-2072-0

Ⅰ. ①让… Ⅱ. ①雷… ②刘… Ⅲ. ①婴幼儿—睡眠障碍—防治 Ⅳ. ①R749.94

中国版本图书馆CIP数据核字（2015）第045916号
著作权合同登记号：图字17-2014-158

Wie kinder schlafen lernen - Entspannt und ruhig durch die Nacht

Published in its Original Edition with the title
Wie kinder schlafen lernen – Entspannt und ruhig durch die Nacht
by Compact Verlag GmbH
Copyright © 2010 Compact Verlag GmbH München
This edition arranged by Himmer Winco
© For the Chinese edition:DOLPHIN MEDIA Co., Ltd.

本书中文简体字版由北京▨▨▨Winco文化传媒有限公司独家授予海豚传媒股份有限公司，
由长江少年儿童出版社独家出版发行。
版权所有，侵权必究。

让孩子安然熟睡一整夜

[德]妮可·雷希特–乌尔默 / 著　　刘景姝 / 译
责任编辑 / 傅一新　佟一　兰芳
装帧设计 / 张青　美术编辑 / 熊灵杰
出版发行 / 长江少年儿童出版社
经销 / 全国新华书店
印刷 / 深圳市星嘉艺纸艺有限公司
开本 / 889 × 1194　1 / 24　6印张
版次 / 2016年6月第1版第1次印刷
书号 / ISBN 978-7-5560-2072-0
定价 / 36.00元

策划 / 海豚传媒股份有限公司
网址 / www.dolphinmedia.cn　邮箱 / dolphinmedia@vip.163.com
阅读咨询热线 / 027-87391723　销售热线 / 027-87396822
海豚传媒常年法律顾问 / 湖北珞珈律师事务所　王清 027-68754966-227

CONTENTS
目录

　　自从有了孩子，年轻的父母就再难享受曾经舒适、清净的睡眠时光了。家有幼儿，睡个完整觉就变成了父母最大的奢望。婴幼儿规律的睡眠习惯，一般会在出生后的三年内慢慢地养成。不过，从孩子出生起，"如何睡整觉"和"培养睡眠习惯"就一直是父母们的热门话题。有些孩子会养成特别的入睡习惯，有些则会在夜间频繁醒来，没有爸爸妈妈的陪伴就不肯再睡。年轻的父母们常常因为孩子的睡眠问题而感到心力交瘁。

　　幸运的是，情况远远没有这样糟糕！事实上，无论幼儿处在哪个年龄和发育阶段，我们都可以运用一些简单的方法，帮助孩子轻松入睡，并且安然熟睡一整夜。本书推荐的方法，可以帮助父母，以温柔的方式让孩子养成理想的睡眠习惯，让他们能够独立入睡，并且睡个香甜的整觉。

　　不过，每个孩子都是独一无二的，都有各自的特点。所以"包治百病"的方法是不存在的。因此，最重要的是，父母应该寻找一种最适合自己的方法，帮助自己和孩子解决睡眠方面的问题。

　　本书不仅能够帮助父母顺利地渡过最初的一千多个夜晚，还能带领父母培养孩子良好的睡眠习惯，让所有家庭成员都能够享受安宁美好的夜晚。

01

第一章
婴儿的睡眠

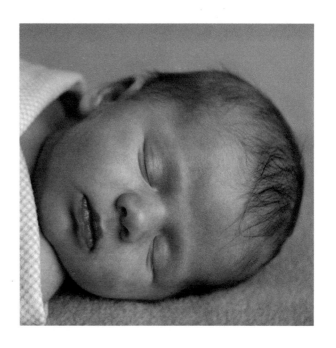

婴儿需要睡多久？

随着小宝宝的降生，父母的睡眠就开始不断地被打断了。此时，我们就会意识到充足的睡眠有多么重要。长时间的睡眠不足，不仅会降低我们的体力、耐力和免疫力，还会令人易于恼怒和烦躁。健康的睡眠对于脑力和体力的恢复是非常必要的。

为了能够清楚地解释和理解婴儿的睡眠行为，我们首先应该弄明白，在睡眠中到底发生了些什么？

睡眠是一个复杂的过程

睡眠绝不仅仅是我们白天活动的简单中断。在整个睡眠过程中，不同深度的睡眠阶段是交替进行的。在从清醒到睡着的过渡阶段中，我们的感知能力会渐渐减弱。

在这一阶段，身体有时会出现无意识的抽搐。我们在睡梦中可能会有从高处坠落或身体移位的感觉。通常情况下，我们此时不仅不会立刻醒来，还

◆ **人类的睡眠**

　　睡眠可以分为两个阶段，一个是深度睡眠阶段，一个是REM睡眠阶段。在深度睡眠时，脑电波的活动最慢，振幅最大，呈现出δ波。此时，睡眠者的呼吸深长而平缓，面部肌肉也能处于放松状态。REM睡眠阶段，也称快速眼动睡眠阶段，其最大的特点是眼球会快速运动。研究者认为这是一个多梦的阶段，在此阶段中，精神和脑力能够得到最好的休息和恢复。新生儿的睡眠过程中有50%以上为近似REM的睡眠状态。

会进入更深层的睡眠阶段。随后，不同深度的睡眠阶段会交替出现。在睡眠即将结束的时候，各睡眠阶段交替的间隔会变得越来越短，并且REM睡眠阶段会变得越来越长，直至我们最终从睡梦中清醒过来。

　　我们究竟需要睡多长时间，才能够保证在第二天醒来后精力充沛？答案一方面取决于年龄，另一方面则与各人的睡眠需求有关。有些人每天只睡6小时就足够了，有些人则需要睡8小时甚至更久。婴幼儿对于睡眠的需求尤为显著：新生儿一天的睡眠时间可以达到18小时之久；随着年龄的增长，孩子的睡眠时间会逐渐缩短，并且集中到晚间。一般从2~3周岁开始，孩子们就可以在夜间持续地睡觉了，他们不会再像之前那样时不时地从睡梦中醒来。

不同年龄段人群每天平均所需的睡眠时间	
新生儿	一天共需睡眠时间达18小时
1~12月	14~18小时
1~3岁	12~15小时
3~5岁	11~13小时
5~12岁	9~11小时
青少年	9~10小时
成年人和老年人	6~10小时
孕妇	8小时或者更多

　　我们也应该认识到，每个人对于睡眠时间的需求并不完全取决于年龄，而是主要由体质和遗传两种因素决定。有些孩子可能需要比较多的睡眠，另一些所需要的睡眠则相对较少。如果您的宝宝属于后者，那么，无论您采用什么样的方法，都不可能让他睡得更久。在这种情况下，我们应该想办法调整宝宝的睡眠规律，使其能够和其他家庭成员的作息习惯相适应，从而尽量保证所有家庭成员的生活质量。如果决定改变宝宝的睡眠习惯，家长就要做好耐心等待的准备，因为最快也要等到7天之后才可能看到成效。

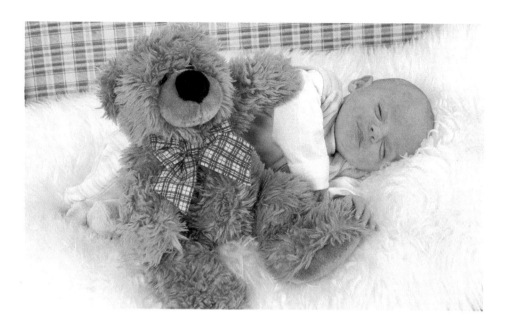

健康舒适的睡眠环境

　　为了让宝宝拥有健康舒适的睡眠，营造一个良好的睡眠环境是非常重要的。父母既可以让宝宝和自己一起睡，也可以让他单独睡在自己的卧室里。

　　对于良好睡眠环境的营造，我们必须了解一些基本原则，以保证宝宝出生后的第一年里安全健康地睡眠。

睡觉的姿势

　　在最初的12个月里，应该尽量让宝宝保持仰卧的睡姿。我们不推荐侧卧，因为侧卧时宝宝很有可能会睡不稳，而变成脸朝下的俯卧姿势，从而造成呼吸困难。现在，越来越多的医生会建议父母，不要让刚出生的宝宝俯卧，因为俯卧可能不利于婴儿的安全，而婴儿猝死的发生率也确实随之减少。然而，有些宝宝就是喜欢趴着睡觉。只要一学会翻身，他们就总是自己翻过来趴着睡。这样的情况，爸爸妈妈也不必过于担心，因为此时宝宝已有力气来调整自己的头部，以使自己呼吸顺利，此时家长只要保证周围的环境处于适合孩子睡觉的最佳状态即可。

◆ 婴儿猝死综合征

婴儿猝死综合征（简称SIDS）是指一周岁以内的婴儿在毫无征兆的情况下突然死亡的现象。这种情况大多数发生在婴儿2~4个月间，男婴比女婴猝死的几率更高。虽然这一现象对于医生和科学家来说仍是一个未解之谜，但吸烟（尼古丁中毒）、体温过高与俯卧则被公认为是可能增加婴儿猝死几率的危险因素。尽管婴儿猝死可能有各种各样的诱因，但只要能够做到三条原则，我们可以明显地降低婴儿猝死的可能性，那就是不吸烟、保持仰卧、床铺舒适。

舒适的床铺

在宝宝满一周岁之前，与父母共处一室是最安全的。研究显示，父母呼吸的声音会令婴儿的呼吸中枢变得更为活跃。而且，一旦出现什么问题或宝宝开始哭喊，父母也能立刻来到他的身边。

提倡母乳喂养的医院会建议父母，让未满一周岁的宝宝与父母同睡一张床。这样不仅能够加深亲子关系，还更方便妈妈夜间哺乳。宝宝只要有需要，妈妈不必起床也能及时喂奶。只要父母能够遵守下列规则，与宝宝同睡一张床就不会发生危险。

实用小贴士

●母婴同睡的一些禁忌

·如果父母吸烟，那么无论如何都不要和孩子睡在同一张床上。即使只在室外吸烟，很多有毒物质和致癌物质（砷、铅、铬等）也会粘在衣服、头发甚至是皮肤上，这些物质都有可能被孩子吸收。

·一定要防止孩子滚到被子或枕头下面，或者从床上掉下来。

·千万不要让孩子和宠物同睡一张床。

单独的睡袋

为宝宝单独准备一个睡袋，不要与宝宝同睡一张被子，也不要给他盖羽绒被。注意睡袋颈部的开口处不要太大，以免宝宝在睡眠中从睡袋中翻出来而受凉生病。另外，不要让宝宝穿太多衣服睡觉，他们睡觉时不应该比我们穿得更多。

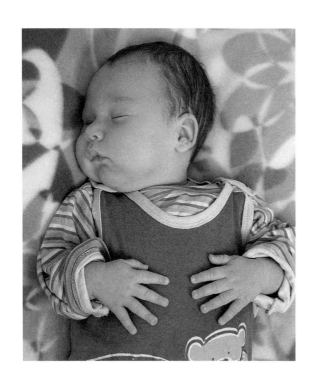

适宜的温度

小宝宝喜凉不喜热。16~18摄氏度是最理想的室温。在上床睡觉之前，我们最好先把窗户打开通风5分钟。怎样才能知道宝宝是不是觉得冷呢？摸摸他的后颈就能知道了。如果宝宝的后颈很温暖，那么环境温度对他来说就不算低。

通过摸宝宝的小手来判断他对环境的体感，很难得到温度是否适宜的准确信息。婴儿的小手摸起来常常是凉的，即使在他身体非常温暖的情况下，可能也是如此。因此手的温度并不能说明宝宝对环境温度的真实感受。

当宝宝睡觉时，保持四周空气的循环流通是很重要的。因此，医学专家建议，不要在宝宝的床上摆放毛绒玩具或枕垫之类的东西。因为，如果宝宝的脸贴到这些物品上，极有可能因散热不畅而使宝宝感到不适，甚至会造成窒息。

夜醒的原因

　　婴儿在夜里醒来是很自然的事情。一般情况下，肚子饿或者尿湿尿布是导致夜醒的主要原因。当然，还有另外一些因素也可能导致夜醒，比如牙齿生长而引起的疼痛、腹胀、腹绞痛等，这些都会让宝宝感到不舒服而醒来。另外，如果白天的活动过于激烈，或者睡眠环境发生了改变，宝宝也可能会睡得不踏实。

夜间哺乳

　　在最初的几个月里，宝宝在夜间也需要每隔几个小时就吃一次奶。到4~6个月大的时候，宝宝其实就可以逐渐断掉夜奶了。许多父母可能会觉得，他们的宝宝在夜间还是会常常口渴或者饥饿，而不得不吃夜奶。确实如此，有些宝宝习惯在晚上吃奶，白天却吃得比较少。如果白天吃少了，那他当然得在晚上补充能量，来满足生长发育的需要。对于这样的情况，妈妈可以在白天多喂宝宝几次，这样就能逐渐减少夜间喂奶的次数。

宝宝需要吃夜奶，不只是因为他已经习惯了这种补充能量的方式，能够满足他吮吸的欲望。还因为在吃奶时，妈妈的拥抱和抚摸能够满足宝宝情感上的需求，妈妈的乳房就像是安抚奶嘴，宝宝可能只吃了一两口就又接着睡着了。

有的父母为了给宝宝断夜奶，会突然取消夜奶，用水或其他有甜味的饮品来代替，这种粗暴的方式既不可取，也很难成功，因为宝宝肯定会以撕心裂肺的哭闹来表示抗议。我们不妨换位思考一下，如果我们每晚一醒来就能吃到自己最喜欢的美食，连续几个月后，突然有一天，什么也没有了，醒来后只能喝到一点水。这个时候，我们除了会感到饥饿，肯定还会感到不解与委屈。这样来想，宝宝因吃不到夜奶而哭闹的行为就很好理解了。

那么，父母应该如何逐步减少并戒掉宝宝的夜奶呢？本书第50页会为新妈妈们提供一些实用的建议。

生病，接种疫苗，长牙

宝宝生病时也会睡不踏实，发烧会让宝宝身体酸痛，流鼻涕或者鼻塞也会导致宝宝呼吸不畅，自然会在夜间醒来哭闹。如果宝宝嘴里含着奶嘴的话，鼻塞还会导致奶嘴总是从嘴里滑脱。如果担心有副作用，不想给宝宝使用滴鼻药水的话，可以在海水洗鼻水中加入一滴巴赫疗法使用的精油。两者结合使用，能够对鼻塞起到缓解作用。

接种疫苗也可能会导致轻微的不良反应和副作用，比如身体疼痛、头疼、体温升高、发烧等等，不过这些都是暂时的。打针的部位也可能会肿胀，让宝宝感到不适。有些疫苗，宝宝在接种第一针时并无很大的副作用，但后续接种时反应却越来越大。宝宝在接种疫苗后一般都会睡不好觉，甚至会在夜间哭醒。不过，这些副作用一般在1~2天后就会消失不见。如果这种情况在接种疫苗21天后依然没有改善，父母就需要带宝宝就医咨询了。

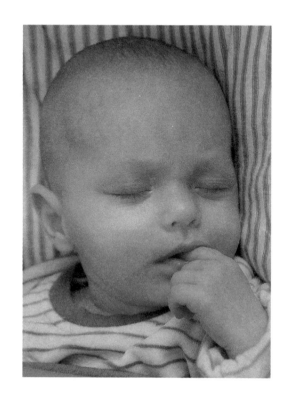

长牙也同样会影响宝宝的夜间睡眠。每个宝宝在长牙时的情况和反应都是不一样的。有些宝宝似乎睡一觉就长出了新牙，另一些宝宝则会一直感到牙龈肿痛，有时候甚至会发炎。如果因为长牙而出现的夜醒哭闹情况很严重，可以在睡前给宝宝使用一些扑热息痛糖浆，但不可经常使用。当然，再好的药物也不可能马上有立竿见影的效果，我们一定要有耐心，牙齿长出来后，一切疼痛与不适都将随之消失。

过度兴奋

随着年龄的增长，宝宝对外部环境的感知反应会越来越复杂多样。他们

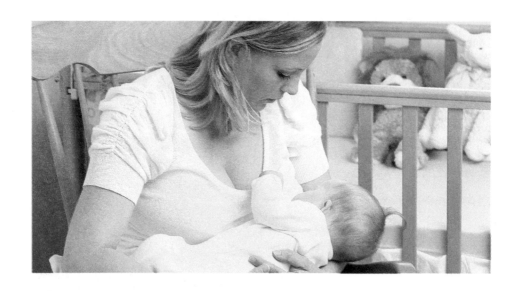

不再像刚出生时那样一整天都在睡觉。有些孩子在过度疲劳的时候会倒头大睡，另一些则会焦躁不安，难以入睡，有时即使睡着了也会多次醒来。

　　我们自己恐怕也经历过类似的情况：如果我们白天参加了一个聚会，或者一整天精神都高度紧张，接收了大量信息，到了晚上会很难马上入睡。身体虽然躺在床上，各种想法却在脑海中难以挥去，小宝宝也是这样。父母可以在睡前给宝宝安排一段短暂的休息时间，这样可以帮助宝宝平静心绪。我们应该根据宝宝自身的需求来进行安排，避免给宝宝增添新的刺激。等到宝宝年龄稍长，我们就可以在睡前给他讲故事或与他共读图画书了。和宝宝一起做幻想之旅的游戏也可以帮助宝宝放松并且平静下来（详情请参看本书第114页到116页）。

如何建立稳定的睡眠周期

其实，在宝宝出生之前，就已经在妈妈的子宫里经历过了睡眠、清醒和做梦的不同阶段了。在出生后的一周内，宝宝依然能够保留这种习惯。新生儿随时都会睡着，每天的睡眠时间可达18个小时，清醒的时间很短。从这之后，宝宝就要开始适应白天和夜晚的交替变化了。在4~6周之后，宝宝每天清醒的时间会越来越长，并慢慢适应每天晚上在同一时间入睡，第二天早上又在同一时间醒来，逐渐形成自己的睡眠规律。不过，建立固定的吃饭和睡眠周期需要一定的过程，而这一过程跟身体的生理发育过程并没有直接联系。因此，我们应该耐心等待，给宝宝一些时间来调整。

最初的六个月

在宝宝生命最开始的几个月里，父母应该尽量让宝宝每天按照固定的时间睡觉、玩耍、吃饭，这样我们才能够帮助宝宝养成固定的睡眠周期。宝宝自身也能更快地适应环境，进入状态。那些生活规律、作息稳定的宝宝会较少哭闹，也更容易感到满足，并且对四周的事物充满了兴趣，因为他们很快就能适应每天的生活程序。当然，我们没有必要制定一套特别精确的流程，要求宝宝每天都严格遵守。

父母应该观察并理解宝宝的行为所传递的信号，这是宝宝表达需求的唯一途径，也是他们赖以生存的必要条件。宝宝紧张时或者放松时会有不同需求，试着去识别宝宝在疲惫或筋疲力尽时的表现，了解宝宝不同表现所传递的信号，帮助宝宝在适当的时间入睡。

当宝宝揉眼睛、发呆或打哈欠的时候，就说明他已经感到累了，父母应趁此机会让他躺进小床。如果这时没让宝宝去睡觉，他可能会过度疲劳或过度兴奋而难以入睡。宝宝只有在刚好感到疲倦时就睡觉，才能很快入睡。

天生特质，独一无二

每个宝宝都是独一无二的，都有自己的天生特质。有些宝宝可以自己一个人睡觉，有些却需要父母的帮助才能睡得着。宝宝平复情绪的能力也有很大的差异：有的宝宝夜间醒来后，可能伸个懒腰、啃啃小拳头、哼唧几声之后，自己就会很快睡着；有的宝宝却需要父母在身边哄着才能再次入睡。父母应该相信自己的直觉和判断，及时满足宝宝的需求，不要担心自己会宠坏了宝宝。刚出生的小宝宝，尤其需要安全感，因此当他们夜间醒来时，妈妈应该马上满足他们对进食和爱抚的需求。

有时候，宝宝哭闹可能只是想亲近父母。这时，父母温柔的抚摸和言语就能让他们感到满足。随着年龄的增长，宝宝自己入睡也会变得越来越容易。

当然，宝宝平复自己情绪的能力并不仅仅取决于自己的特质，也取决于主要监护人的行为及照顾他们的方式。所以，父母可以在适当的时候，采取一些方法，逐步培养孩子的独立意识。

实用小贴士

●为宝宝树立自信

父母要相信自己的直觉和判断，不要担心自己会宠坏孩子。刚出生的婴儿尤其需要安全感，父母应该及时满足他们对进食和爱抚的需求。

一觉睡到大天亮

无论是在游乐场、咖啡馆还是其他场合，父母们聚在一起讨论最多的话题就是"睡整觉"。有的宝宝从出生起就能安稳地睡大觉；有的宝宝则需要随着年龄的增长，才能慢慢地学会睡整觉。睡整觉的

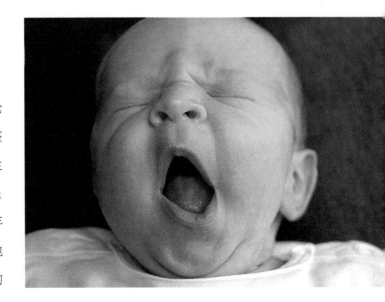

定义是：婴儿可以连续睡够两个睡眠周期，中途不会醒来，每个睡眠周期可以持续3~4小时。也就是说，宝宝一次可以睡6~8小时。如果婴儿在晚上八点钟入睡，并且能够"睡整觉"，那么他要到夜间两点到四点才会醒来。半岁以下的婴儿经常会在夜间醒来，这是宝宝正常的睡眠行为。问题的关键并不是宝宝经常会从梦中醒来，而是醒来后常常很难再次入睡。

母乳，还是奶粉？

宝宝能否持续睡整觉，与吃母乳还是吃奶粉并没有直接关系。有研究显示，吃奶粉的宝宝不易睡整觉。但实际上，很多母乳喂养的宝宝比吃奶粉的宝宝夜醒更频繁。这可能是因为，母乳妈妈更乐于满足宝宝夜间对吃奶的需求。

通常情况下，吃母乳的宝宝一表现出饥饿，妈妈马上就会喂奶，宝宝自然就会养成习惯。而喝奶粉的宝宝则要耐心等待妈妈冲泡奶粉，他们在等待时也渐渐学会了平复自己的情绪。

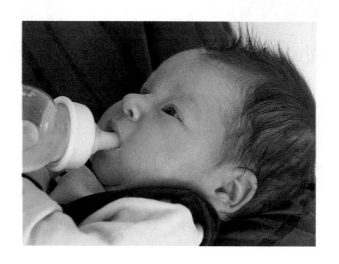

最后要提的一点就是，每个宝宝都是不同的。迄今为止没有任何证据显示，哪种喂养方法更利于培养宝宝睡整觉。

佐伊的妈妈从女儿出生起就
坚持按需哺乳。每天夜里，妈妈
都会给佐伊喂奶2到4次。在小
佐伊差不多七个月大的时候，妈
妈每两小时就要给她哺乳一次。
不过，佐伊的妈妈并没有感觉不
适。因为她与女儿同睡，两人都
能睡得很好。小佐伊一吃饱就会
继续睡着，妈妈也不用将她抱起
来哄睡。

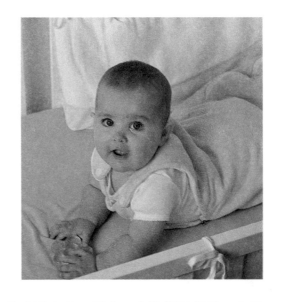

夜间睡不好觉，白天就很容易感到疲惫。因此，在这段时间里，父母
应该尽可能地养精蓄锐。宝宝白天睡午觉时，妈妈最好也一起躺下来补充睡
眠。妈妈也可以寻求亲朋好友的帮助，他们肯定愿意偶尔带宝宝一起出去散
散步，妈妈就可以趁机休息了。

六个月后建立固定的睡眠周期

理论上讲，宝宝六个月大的时候就可以持续睡觉6~8个小时了。不过，
宝宝一般每晚至少还会醒来一次。如果您的宝宝每晚醒来不止一次，您也不
必为此而烦恼，因为很多家长都有同样的问题：大约40%的宝宝每天夜间至
少会将父母吵醒2次或更多，因为他们醒来后大多无法再次自行入睡。

真正患有睡眠障碍的宝宝并不多见。一般的问题都是，宝宝醒来后需要家长的帮助才能再次入睡，这种需求往往表现为要抱、要吃奶或各式各样哄睡的要求。

●入睡的固定程序

要学会运用习惯的力量！如果每天晚上睡前的程序都是一样的，孩子的生物钟自然就会按照"规定的"时间进行调节。

我们并不是要求家长给孩子制定严格的时间表。家长只要每天在睡觉前半个小时让孩子习惯一套相对固定的活动就可以了。如果孩子每晚睡觉的程序都不一样，那他们就不知道什么时候应该上床睡觉，更不会形成固定的睡眠习惯。在孩子的眼中，妈妈总会毫无征兆地突然把灯关掉，然后命令自己上床，这对于培养孩子独立入睡的能力是毫无裨益的。

不正确的哄睡方式

通常情况下，宝宝半岁以后，就已经能够习惯昼夜交替的规律了。不过，宝宝的睡眠行为还是有可能会突然发生改变。

我们常常会碰到这种情况：有些父母需要花费几个小时才能将孩子哄睡，有的父母需要整夜抱着宝宝，还必须唱某首特定的歌曲，孩子才能再次睡着。

这种情况的发生，通常是因为宝宝对父母的哄睡方式，产生了一种依赖心理。每当宝宝在夜间醒来呼唤父母的时候，父母都是采取同样的方式哄睡，慢慢地，宝宝就会视其为理所当然。于是，当他们夜醒的时候，就必须要用这样的方式才能再次睡着。

学会自己入睡

父母应尽可能在宝宝醒着的时候把他抱上床。不过这种方法在婴儿身上很难成功，因为他们常常叼着奶瓶或者含着妈妈的乳头就睡着了。妈妈可以趁宝宝还没完全睡着的时候把他放到床上，简单地哄哄他就起身离开。这样，宝宝就会意识到，不是只有叼着奶瓶或者含着妈妈的乳头才能睡得着，在没有帮助的情况下自己一个人也能睡着。同时，您也会发现，不需要喂奶，宝宝也能入睡。

每次在给小费恩喂完奶后，妈妈都不会把他一直抱在怀里，而是会在他还没睡着的时候把他放到床上。小费恩的妈妈每次都会亲亲他的额头，摸摸他的小脸，用温柔的声音对他说："乖乖睡觉，做个美梦！"妈妈把这句话戏称为她的"晚安祝词"。慢慢地，小费恩的妈妈发现，小费恩一听到她说这句话，就会把眼睛闭上开始睡觉了。

小路易斯十五个月大，他的妈妈却采取了完全不同的方式。她非常享受晚上给孩子哺乳的亲昵时刻。她喜欢抱着儿子，轻轻地摇晃来哄他入睡。等小路易斯睡着以后，妈妈才会把他放到床上。孩子一醒来，她就会立刻把孩子抱到怀里，直到再次睡着才放下。

如果您喜欢用轻摇的方法来哄宝宝睡觉，这当然无可厚非。有些父母就是喜欢这种亲密的入睡时光，即使宝宝已经很大了，他们也不愿改变。如果这样的入睡程序对您和宝宝来说都很合适，坚持使用也未尝不可。不过，父母应该考虑到，这样一来，与父母的身体接触就会成为宝宝每天入睡前必不可少的环节了。

长此以往，父母和宝宝都会认为，没有了父母的陪伴，宝宝是无法自己入睡的。而事实上，身为家长，我们应该相信，宝宝是完全有能力自己一个人静静入睡的。

实用小贴士

●几个孩子同时上床

在有两个或两个以上孩子的家庭，如何让孩子们入睡，也是常常困扰父母的问题。是单独哄睡每一个孩子，还是让几个孩子同时上床，这两者之间当然有着很大的区别。父母应该寻找一个适合全家人的入睡程序，可以在刷完牙之后再和孩子们依偎一会儿，和他们一起唱首歌，或者一起读一本故事书，等等。

摇头或摆动身体

6~12个月大的婴儿有时会有节奏地摇头、在床上滚来滚去或者扭动身体。特别是当宝宝感到无聊或者疲倦的时候，他们就常常会用这种方式来转换一下心情，放松一下身体。

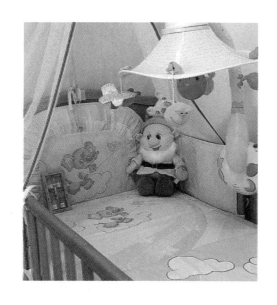

突然发现宝宝出现摇头这类行为的时候，许多父母都会感到担忧。其实，这种有规律的运动不仅能够帮助孩子平复情绪，还有助于孩子的睡眠。不过，如果宝宝在摇摆时头部撞到地板或者小床的围栏，就可能出现危险的后果。因此，基于安全考虑，父母应该在小床边围上床围。

如果宝宝除了摇动头部或身体之外，身心发育状况都很健康，也没有其他的异常行为，那么这就只是宝宝入睡前的典型行为而已。如果您还是感到担心，也可以找一位儿童医生进行咨询。

爱哭闹的宝宝

在出生后的一周里，宝宝的哭闹会越来越频繁。到了六周左右时，是宝宝哭闹的高峰期。六周以后，哭闹的时间就会变短，三个月以后，宝宝就会很少甚至完全不再哭闹了。

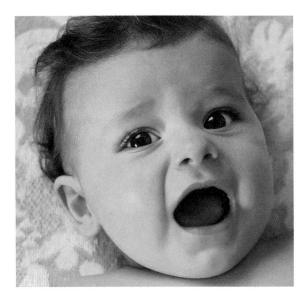

宝宝哭闹是由许多不同的原因引起的，比如饥饿、疼痛、想要和外界进行交流、想要看到家人熟悉的脸庞（尤其是刚刚睡醒的时候）、焦虑不安，等等。

宝宝每天都会接触很多来自外界的刺激，特别是当宝宝身处陌生环境中

时，比如去超市购物或来到一座陌生的城市等。当接受的信息过多时，有些
宝宝会选择不去理会，倒头就睡；但另一宝宝则会因为过度紧张，只能通过哭
闹的方式来宣泄情绪。

实用小贴士

●背着宝宝

经常被父母放在背巾或背带中背在身上的宝宝，其哭闹的频率
明显较低。事实证明，持续的身体接触与对平衡感的刺激有益于婴儿
身体各种机能的发展。"背巾宝宝"不仅较少哭闹，也更容易睡着。
另外，不管使用婴儿背巾还是婴儿背带，父母都要时刻注意让宝宝保
持正确的姿势：宝宝的上身必须保持固定且直立，同时，膝关节要分
开。（本书第34页中将为您具体介绍两种系背巾的技巧）

孩子为什么会哭闹？

有时，大人们过于关注宝宝，反而会让宝宝没有时间来休息和放松。如
果宝宝把头扭向一边，或者把眼睛闭上，这就说明他想要独自休息一会儿了。

在宝宝哭闹时，父母千万不要试图用"摇响铃"或类似的方式让宝宝"转
移注意力"。这类声响只会让宝宝感到更加困扰。

身心的发展和成长也是导致宝宝哭闹的另一种原因。宝宝突然获得了更
多的能力，能够更精确地感知四周的新奇事物了，这时，他们必须对这种新

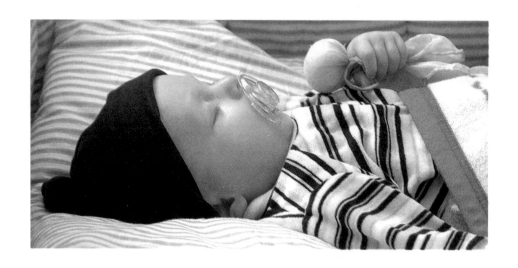

的能力和感受进行加工和处理，而哭闹就是宣泄的方法之一。宝宝会本能地寻找自己信赖的看护人，还会更频繁地夜醒，大声哭闹，要求吃奶。

如何安抚哭闹的宝宝？

想要让哭闹的宝宝平静下来，有许多种不同的方法。如果宝宝躺在童车里突然哭起来，您可以看着他，温柔地对他说："没事没事，妈妈在这里呢！"温柔的语气可以帮助宝宝安静下来。

如果宝宝仍然没有停止哭闹，父母可以逐渐增加与宝宝的身体接触，直到将宝宝抱起来，轻轻地摇晃，或者抱着宝宝走来走去。在宝宝哭闹的时候，不要立即把他从小床里抱出来。这样，宝宝才能有机会学习不依靠外界的帮助，自己去平复自己的情绪。

在任何情况下，都不要让宝宝一直哭喊。尤其是在最初的半年之内，让宝宝时刻感受到安全是非常重要的。父母必须学倾听并满足宝宝的各种需求。有时宝宝已经吃饱喝足，也换过尿布，却仍然哭闹不休，这时父母可能会觉得宝宝的哭闹毫无理由，其实宝宝只是希望得到父母的爱抚。这时，父母应该毫不犹豫地满足宝宝的需求。

研究表明，当宝宝哭闹的时候，父母如果迅速做出反应，宝宝就会感到满足，哭闹的时间也会变短。另外，必须强调的是，无论如何都不能给宝宝服用任何镇定药物。

实用小贴士

●怎样安抚孩子？

· 注视着宝宝

· 温柔地和宝宝说话

· 与宝宝进行身体接触（比如，轻轻地爱抚，握住宝宝的小手、小胳膊等）

· 让宝宝吮吸安抚奶嘴或手指

· 抱起宝宝，轻轻地摇动

· 抱着宝宝来回走动

爱哭的宝宝

有些宝宝能够毫无原因地一哭就是几个小时。这样的宝宝对父母们来说是巨大的挑战。这类宝宝身心都很难平静，而且动辄就会感到不满。父母常常觉得这类宝宝要求很高，认为他们很难"理解"。他们往往在下午或者晚上哭闹得最凶。

如果宝宝哭闹的时候蜷起身体或者小肚子鼓鼓的，那么肠痉挛可能就是导致宝宝哭闹不停的元凶。但是，这种腹痛是否是三个月大婴儿的特有症状？各路专家对这一问题多有争论。不过，许多医生都认为，婴儿腹部的绞痛与胀气往往是由哭闹所致，因为宝宝在大声哭闹的时候会吸入很多空气。

另外，宝宝强烈的哭闹行为与哺乳方式并没有直接关联。因为无论是母乳喂养的宝宝还是喝奶粉的宝宝都可能会出现"夜哭郎"。其实，婴儿满三个月之后，这种哭闹行为常常会在一夜之间就忽然停止了，医生和父母甚至都来不及找到哭闹的原因。

哈韦·卡普教授的安抚方法

按照哈韦·卡普教授建议的方法对宝宝进行安抚往往能取得不错的效果。在使用这一方法安抚宝宝时，父母要严格遵守各步骤的顺序，并且只采用必须的步骤：

1. 用一条轻薄的小被将宝宝包裹起来，使宝宝的胳膊和腿只能稍微活动。这样做的目的是模仿子宫包裹的感觉，避免宝宝的胳膊和腿发生反射性的抽动。

2. 让宝宝以胚胎的姿势侧卧于床上。在宝宝前后放上被子或障碍物，防止宝宝从床上掉下去。

3. 宝宝哭闹的时候，在他耳边发出"shishi"的声音，让宝宝能够听到。

这种声音听起来很像宝宝在羊水中听到的声音，它可以让宝宝不自觉地感到放松。

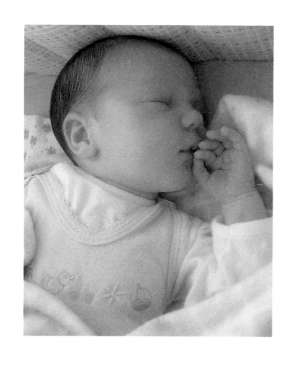

您可以试着在浴缸里放满水，把头潜入水中，随即在水中活动一下身体。耳边的声音听起来很响，对吗？类似的声音在妈妈的子宫里陪伴了胎儿九个多月。这样的声音能够对孩子起到明显的安抚作用。吹风机和吸尘器也可以发出类似的声音。

4. 把宝宝放在吊床上、摇篮里、大腿上，或将宝宝抱在怀里，轻轻地摇摆。宝宝哭闹得越厉害，摇摆的幅度越大。摇摆的时候一定要让宝宝紧紧贴着妈妈的身体，并且保护好宝宝的头部。

5. 无论在什么样的情况下，都千万不要猛烈摇晃宝宝。因为剧烈运动会让宝宝的身体失控，甚至可能会导致宝宝脑出血而危及生命。

可以给宝宝安抚奶嘴、干净的手指、妈妈的乳房或者奶瓶，满足他吸吮的需求。不过，这得等待宝宝的情绪稍微平静下来以后再进行。把安抚奶嘴轻轻地放入宝宝的口中，并且随时注意观察宝宝的反应。宝宝的行动能够告诉我们，怎样做能够抚慰他们，他们何时能够平静下来。

实用小贴士

●向别人求助

如果宝宝常常哭闹，宝宝自己和父母都会感到筋疲力尽。在这种情况下，请不要羞于向别人求助。父母们不妨多听听他人的建议，比如朋友、儿科医生、助产士、互助社团，等等，这样才能和宝宝一起顺利渡过这个艰难的阶段。无论多么困难，一定要陪伴在宝宝身边。通常情况下，宝宝满三个月后就会慢慢地自己停止哭闹。

怎样包裹宝宝

胚胎在妈妈的子宫里足足待了九个多月，他已经适应了那里狭窄的环境和恒定的温度。然而，随着出生，宝宝忽然来到了一个明亮而宽敞的世界里，之前束缚宝宝活动的子宫壁也不存在了。在这样一个陌生的环境里，宝宝自然会感到不适应。这时，我们需要用"襁褓"来帮助宝宝完成环境的过渡和适应。

"襁褓"，即将孩子包裹起来，模拟出一个类似子宫的环境，让宝宝更好地感知自己身体的界限。您可以买一个小小的睡袋，或者直接用浴巾将宝宝包裹起来。

用婴儿背巾将宝宝背在身上也可以产生类似的效果，为宝宝营造了一个与子宫相似的狭窄环境。不仅如此，婴儿背巾还有其他的优点：

·用背巾背着宝宝时，宝宝能够听到您的心跳，感受您每一次的身体活动。宝宝的全部感官都能得到激发。

· 用背巾背宝宝时，宝宝始终保持着蹲坐的姿势，两条腿左右分开，这不仅对孩子股骨头和髋骨的发育很有好处，还能够很好地预防髋关节脱位。如果使用婴儿背兜或背带，父母同样应该让宝宝保持两腿分开的姿势。

"蜡烛包"

将被子或者浴巾展开，折起一个对角，把宝宝放在折起的被子或者浴巾正中，使折起的边缘刚好可以支撑住宝宝的脖子。然后，把被子的右角向左折起来，使其盖住宝宝右侧的肩膀。同样，把被子的左角向右折，使其覆盖住宝宝左侧的肩膀。

把多出的被角折到宝宝的背后。脚下长出的被子可以直接向上折，把边角掖到宝宝的腿下面。一定要注意，不要把被子裹得太紧。我们的目的是要让宝宝产生被包裹的感觉，而不是被捆绑。

适合新生儿的摇篮式抱姿

用背巾背新生儿的时候最好使用摇篮式的抱姿。首先，找一块长度约为三米的布。把布挎在右侧的肩膀上，用布的两端在身体的左侧打一个水手结。然后把结挪到背后，约与肩胛同高，这样就不会硌着妈妈了。

让宝宝躺进背巾里，头朝着妈妈肩膀的方向。根据实际情况调节背巾的松紧度。调节的时候最好请别人帮忙。最后，让背巾长出的部分从肩上自然垂下即可。

特别篇

婴幼儿的睡眠周期

大部分宝宝的睡眠行为都有一些共同的特点。掌握这些特点，父母就能够更好地帮助宝宝建立他的睡眠周期。简而言之，父母应该时刻留意宝宝的需求和睡眠习惯。宝宝难以入睡或不睡整觉，其根本原因往往是需求没有得到满足，或者是因为害怕而睡不好。这个时候，父母应该尝试和孩子共同解决这些问题。

多与少？

宝宝白天睡得越多，晚上就睡得越少，反之亦然。宝宝晚上睡得越久，上床越早，第二天白天就会越发活跃，并且睡得越少。一般情况下，宝宝晚上睡得越早，第二天醒来也就越早；如果宝宝头一天晚上睡得比较晚，第二天醒来也会比较晚。

循序渐进！

睡眠周期是不可能在短时间内调整过来的。调整过程至少需要7~14天。在这段时间里，父母需要持续地教育和引导，宝宝的睡眠行为才能得以改变。个人的睡眠需求跟身体条件有关，睡得少的人不可能变成爱睡觉的人，早睡早起的人也不可能变成"夜猫子"。宝宝是否需要午睡？这个问题只能从宝宝自己身上找到答案。

刺激因素

去热闹的地方游玩，参加家庭聚会，因期待而惴惴不安，作息时间的改变，旅游时睡眠环境的改变，等等，这些刺激因素都有可能导致孩子频繁夜醒。不过这些都是短暂的，几天之后就会过去。

02

第二章
温柔呵护，保证睡眠

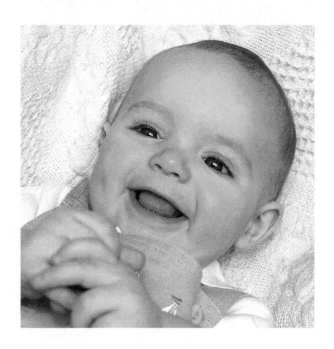

规律作息益处多

新生儿必须学会慢慢适应日夜交替的规律作息。通常情况下，宝宝六个月大的时候，就已经具备区分白天和夜晚的能力了，并且能够为白天将要发生的事情提前做好准备。事实上，宝宝并不喜欢那些不可预期的突发事件。保持比较固定的生活节奏和作息规律，是让宝宝感到安全和舒适的最佳途径。

仔细观察宝宝的表现：在宝宝3~5个月大的时候，我们就可以看到，他的行为已经表现出一定的规律性了。比如，宝宝每天总会在大约同一时间感到困倦，会在大约同一时间醒来，等等。

我们应该尽量适应宝宝的作息规律。不过，很多不可抗的外界因素都常常会让宝宝的作息规律受到影响。如果家里不只有一个孩子，宝宝有哥哥或姐姐，他们的作息可能比较灵活，这时，宝宝的作息规律就会受到打扰。不过，婴儿的适应能力是很强的，偶尔一两天过得与平时不同，并不会对其造成严重影响和伤害。但是，如果父母对于每日日间的安排完全没有规律可言，那么宝宝也将很难适应日夜交替的规律。

实用小贴士

●驾车出游

出游时间应尽量适应宝宝的作息规律，这对亲子双方都是非常有益的。可能您已经有过这样的经验了，比如，驾车出游时把行车的时间安排在白天宝宝睡觉的时候，这样整个行程将会比较容易。如果将行车时间安排在晚上，将能够最大限度地保证宝宝的休息质量，不过，这样做父母会比较辛苦。

信号带来的安全感

用给出固定信号的方式提醒宝宝接下来将要做的事，能够帮助我们轻松地调节宝宝日常的主要行动。每次在让宝宝这样做之前，您可以给孩子安排一个固定的"小仪式"，比如饭前洗手、睡前晚安，等等。最初的阶段至关重要，针对同一件事，每次都必须给出相同并且可靠的信号，这样才能让宝宝建立起安全感，并对接下来的事情有一个清楚的预知。

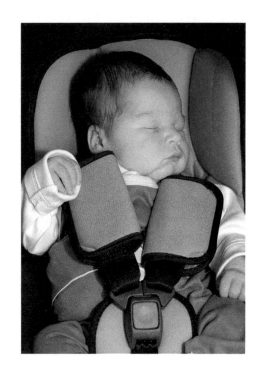

　　我们也可以用信号来调节宝宝的睡眠。父母可以为每天临睡前的半小时确立一套固定的流程，可以用一个固定的游戏作为睡前程序开始的标志。慢慢地，一看到这个信号，宝宝自然就会知道睡觉的时间到了，这种方法对小婴儿同样适用。为了让宝宝记住这个标志意味着一天活动的结束，父母就不能再将此标志另作他用了。

实用小贴士

● **哺乳与进食的信号**

· 每次哺乳的时候，都坐在同一把椅子上。

· 每次吃饭之前，都给宝宝围上一个小围嘴儿。

· 每次都让宝宝看到我们把饭或餐具放在桌子上。

· 每次都敲响同一件餐具，如炒菜勺或饭碗等。

● **睡觉的信号**

· 可以轻轻地敲一下床前小挂铃。

· 关上房间的灯，打开一盏小夜灯或熏灯。

· 和宝宝一起做比较安静的睡前特定游戏，比如手指游戏、涂鸦游戏等。

· 轻声说话，音量要比白天低。

· 给宝宝讲故事，或与他玩幻想旅行的游戏。

"原来"效应

　　宝宝喜欢比较固定的作息规律，因为这样能够让他们有足够的安全感。下列的方法能够帮助您让宝宝轻松地区分白天和夜晚。

　　让宝宝熟悉入睡程序，要通过固定的信号向宝宝传递这样的信息：到了晚上就应该睡觉了，如果醒着不睡并不会有任何好处，而且，睡着了也不会错过什么精彩的事情，因为大家都要睡觉了。另外，这种规律的流程也能够帮助宝宝更快地学会区分一天之中的不同阶段。

"原来白天是明亮的！"

　　让新生儿白天在光线明亮的地方睡觉。这样，宝宝就能更快地适应昼夜的自然交替。在宝宝适应了昼夜变化之后，我们就可以把宝宝房间的窗帘拉上一些了。

"原来每天都一样！"

　　给宝宝明确的信号，让他能够将每天玩耍和上床就寝的时间区分开来。最好为每个阶段建立一套固定的程序。每天就寝前给宝宝讲个小故事，或者放一些舒缓的音乐，都可以帮助宝宝平静下来。您可以一边拉上窗帘，一边告诉宝宝，今天说"晚安"的时间又到了。一开始，宝宝可能不能理解您的话，但他会把您的声音和上床睡觉联系起来。无论怎样安排玩耍和睡觉的时间，宝宝都能很快地适应。一到就寝的时间，宝宝的身体就能够放松下来，为睡眠做好准备。

"玩累了，才好睡！"

　　宝宝午睡与晚上就寝的时间至少应该间隔四个小时。如果宝宝白天睡的

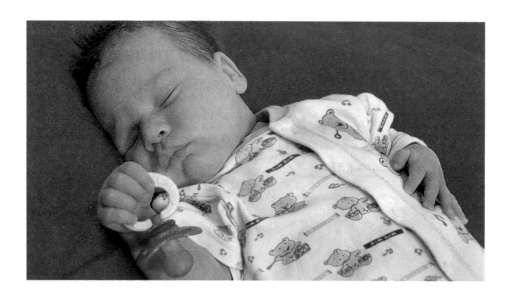

时间过长，我们就应该通过温柔的抚摸或呼唤将他叫醒，以免影响晚上的作息规律。

"原来晚上好无聊啊！"

父母应该让宝宝感觉到，夜晚的气氛是安静、甚至有些无聊的。这样，宝宝就能慢慢地把父母的行为和上床睡觉联系在一起了。父母应该首先安静下来，用自己的行动向宝宝表明，睡觉的时间快到了。晚上应尽量避免出现噪音、忙碌的场面或刺眼的灯光，因为这些因素都会让身体重新兴奋起来，对父母和宝宝迅速入睡产生不利影响。

改变睡眠习惯

　　父母们都会觉得，让宝宝躺在自己的臂弯里进入梦乡是最美好的事。让宝宝吃饱后躺在自己怀里心满意足地睡去，哪个妈妈愿意放弃这样亲密的亲子时光呢？

　　看着宝宝躺在婴儿背巾里慢慢入睡该有多么幸福啊！当然，这样的时刻确实十分温馨。只要心中感到幸福，父母就无需耗费时间来改变这些做法。其实，只要父母自己不反感，就算让宝宝躺在婴儿车里午睡或者在开车途中入睡也没有任何问题。

　　其实，这些做法并不一定会导致宝宝入睡困难或是睡不了整觉。睡眠问题在婴儿身上本来就很常见，因为婴儿还没有形成稳定的睡眠层次。因此，想让不满一周岁的婴儿一次不醒地睡一晚上几乎是不可能的。不过，父母的哄睡行为还是会或多或少地对宝宝良好睡眠习惯的养成产生一定的影响。

　　无论白天还是晚上，如果父母总是趁宝宝清醒的时候将他放到小床上，让他自己慢慢地入睡，宝宝就会意识到，不用别人哄，他自己一个人也完全可以睡着。这样，即使孩子在夜里醒来，也不一定会大声哭着叫妈妈，他很有可能会自己慢慢地再次入睡。

培养独立入睡的能力

要想培养宝宝独立入睡的能力，让宝宝在半夜醒来后无需帮助也能再次入睡，父母就应该尽量趁宝宝还没睡着的时候就让他上床，让宝宝养成这样的睡眠习惯。父母也应该注意观察宝宝的行为表现，当宝宝有困倦的征兆时，就应该马上把他放到自己的小床上，这样宝宝很快就能在小床上香甜地入睡了。

不过，让宝宝习惯这样的入睡方式，首先他得学会适应这样的变化。父母不仅需要耐心，还需要细心。只要从现在开始进行有意识地培养，宝宝很快就会有令人惊喜的变化。用不了多久，您就会发现，宝宝独立入睡的次数越来越多，最后，他完全可以一个人睡觉了。

实用小贴士

●拒绝压力

父母请记住，一定不要给自己施加压力！我们并不是要求父母不管宝宝怎样哭闹都硬要把他放到小床上去！恰恰相反，当宝宝哭闹时，父母应该马上前去安慰，这样宝宝才能感到关爱和安全。

安抚奶嘴

　　吮吸是婴儿与生俱来的需求。这一需求会随着年龄的增长而慢慢消失。如果宝宝愿意吮吸安抚奶嘴，而奶嘴也能在关键时刻对宝宝起到安慰的作用，爸爸妈妈就能节省很多精力。现在，很多安抚奶嘴的设计都已非常符合宝宝颌骨人体工程学的构造，不会影响到宝宝牙齿和颌骨的发育。尽管如此，我们也还是尽量不要让宝宝从早到晚一直"叼着奶嘴"。

　　晚上睡觉时，安抚奶嘴常常会从宝宝的嘴里掉出来。奶嘴一掉，宝宝就会醒过来，不含上奶嘴就没法继续睡着。这时，父母往往就要起身把奶嘴重新放进宝宝的嘴里。为了让宝宝更容易找到奶嘴，一些父母会在宝宝伸手可及的范围内放上备用奶嘴。这个方法对九个月以后的宝宝很有效，因为这个月龄的宝宝已经具备了定向抓握的能力。为保证让宝宝在需要的时候肯定能够抓到一个，有的父母甚至会在宝宝的枕边放五六个奶嘴。不过请记住，无论如何都不要用绳子把奶嘴固定在床上，因为这种做法很有可能导致宝宝在睡觉的时候被绳子勒到。

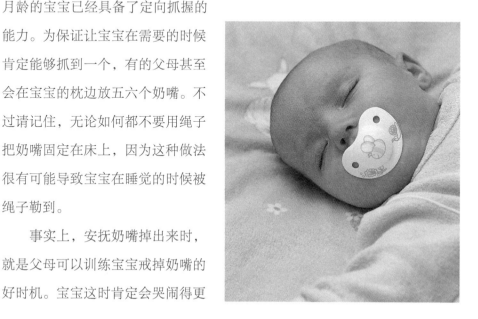

　　事实上，安抚奶嘴掉出来时，就是父母可以训练宝宝戒掉奶嘴的好时机。宝宝这时肯定会哭闹得更

厉害，父母应该迅速来到宝宝身边对他进行安抚。两三天之后，宝宝通常就不再需要安抚奶嘴了。如果在戒断的过程中出现"反复"，又重新把奶嘴还给宝宝，之前的努力就会失去效果了。（如何戒掉奶嘴请参阅本书第75页。）

安抚奶嘴还是拇指?

　　安抚奶嘴是否对宝宝有不利影响? 人们至今都众说纷纭。由于吮吸安抚奶嘴比吃手更容易戒断，所以安抚奶嘴导致颌骨变形的几率相对较低。一些证据显示，使用安抚奶嘴的宝宝会更容易感染中耳炎，但断奶也更容易。科学家认为，安抚奶嘴不仅可以预防婴儿猝死，还可以预防龋齿的发生，但是，父母一定不能自己把安抚奶嘴"舔干净"，因为这样做会把龋齿细菌传染给宝宝。

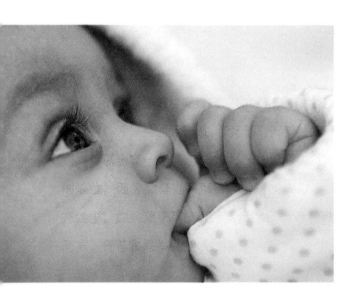

　　吮吸拇指也是宝宝吮吸需求的一个表现，它的一个好处在于非常方便，即使是很小的婴儿也可以自己把拇指放到嘴里进行自我安慰。研究表明，一些宝宝甚至在妈妈肚子里的时候就已经开始吮吸自己的拇指了。但是，吮吸拇指也有很多坏处，因为宝宝随时随地都可以吮吸到自己的拇指，所以，吃手的习惯也就更难戒掉。而且，与适合颌骨构造的安抚奶嘴相比，吮吸拇指更有可能导致宝宝的颌骨变形。不过，有一点是相同的：无论是吮吸安抚奶嘴还是手指，这种行为都会随宝宝的长大渐渐自然停止。

戒断夜奶

按需哺乳对母婴来说都是最自然、最舒服的喂养方式。不过，按需哺乳的宝宝很容易养成喝夜奶的习惯。

大多数母乳喂养的妈妈对喂夜奶并不排斥，因为她们喂完奶后很快就能和宝宝一起睡着。也正是因为这样，宝宝夜间一醒来，很多妈妈都会立刻给孩子喂奶，而很少考虑宝宝是不是真的饿了。

妈妈在小费恩满六个月之前一直按需哺乳，费恩也拒绝使用奶瓶。在最初的三个月里，小费恩每晚都醒来两三次，后来每晚醒来三四次。十个月大的时候，妈妈就在白天给小费恩断奶了。小费恩的晚饭是一碗奶糊和一点面包。临睡前，妈妈会再给他喂一次奶。尽管如此，小费恩总会睡到半夜就醒来吃奶，然后每隔两个小时就会要求吃奶。

像小费恩一样，很多母乳喂养的宝宝不仅常常含着妈妈的乳头入睡，还养成了吃夜奶的习惯。当妈妈想要改变这种习惯时，就会发现不让宝宝吮吸乳房并非一件易事。母乳喂养的宝宝很难接受奶瓶，因为他们吃奶，不仅是

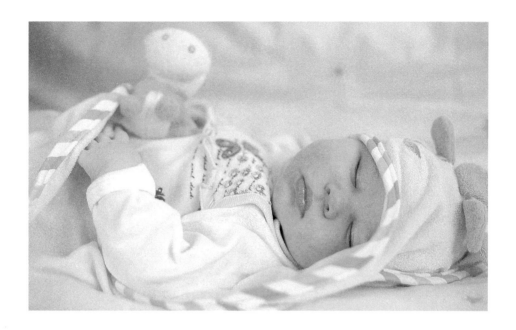

为了补充能量，更是一种与妈妈亲近、被妈妈关爱的方式，而月龄大些的宝宝则表现得尤为明显。

只要夜间哺乳没有给妈妈和其他家庭成员造成负担，妈妈就不必急着改变这种习惯。如果妈妈觉得需要改变了，那就可以随时开始采取行动，为宝宝戒断夜奶了。

在戒断夜奶的过程中，妈妈的态度一定要坚定。断奶意味着放手，只有做好充足准备的时候，断奶才能成功。宝宝当然不会心甘情愿地放弃夜奶，他们肯定会哭闹不止。为此，妈妈需要下定决心，不能破例，否则就会半途而废，而这样的"反复"也会伤害了宝宝的信任和安全感。"没事，我再喂他一次就好！"的想法纯属自欺欺人。

实用小贴士

● 轻松戒断夜奶的方法

· 给宝宝准备充足的晚餐，如奶糊、软面包等，确保宝宝在晚饭时吃饱。

· 宝宝夜间醒来时，尝试用其他方法来抚慰宝宝。可以给宝宝准备一个安抚奶嘴，也可以抱抱宝宝、轻抚宝宝，或者给宝宝一条带有妈妈味道的毛巾。耐心、细致地抚慰宝宝，除了给宝宝喂奶以外，父母可以使用任何能够安抚宝宝的方法。也可以试着给宝宝喂一些温开水。坚持两三天以后，宝宝身体的新陈代谢就能够适应这一改变了。

· 无论在什么样的情况下，都不要对宝宝的哭声置之不理。无法再吮吸妈妈的乳房已经让宝宝感到困惑和烦恼了，如果再得不到抚慰，那无异于是雪上加霜。

· 不要在断奶期间把宝宝放到儿童房里睡觉。对于幼小的宝宝来说，一次一个改变已经足够了。

循序渐进法

妈妈也可以选择逐渐减少夜间哺乳的次数，这是一种温和的方法。妈妈需要弄清楚宝宝什么时候是真的饿了需要吃奶，而什么时候只是在吮吸寻找安慰。将这些时间记录下来，对于宝宝的吃奶需求就能一目了然了。先慢慢取消最不必要，或者是最打扰妈妈休息的那顿夜奶。

除了减少次数，也可以逐渐减少宝宝的吃奶量，妈妈可以数出宝宝每次吃奶时的吞咽次数，然后每次喂夜奶时少喂宝宝十口。喝奶粉的宝宝，则可以每晚给宝宝减少15毫升的量，直到完全取消夜奶。幸运的话，宝宝醒来后会很快再次入睡。如果不行，您可以试着简单地哄一哄宝宝，也许他就能很快地睡着了。这样，就能够温和地帮助宝宝改掉靠吃夜奶入睡的习惯了。

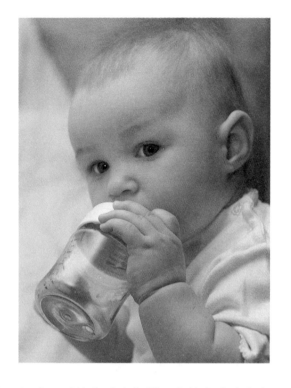

妈妈一定要坚定自己的决心！因为，无论您采取怎样温和的方式让宝宝改掉夜间吃奶的习惯，都会遇到让宝宝感到不理解的时候。一旦成功，将会改掉孩子已经习以为常的习惯。如果妈妈已经对此下定决心，那就一定要坚持下来，不要半途而废。只有妈妈自己坚定下来了，这样的做法才能让宝宝觉得安全可靠。当然，如果您中途改变想法，宝宝当然会更高兴了。但是，这样的话，宝宝就会觉得，只要自己哭闹得足够厉害，就能够得到任何自己想要的东西，这对宝宝的成长是很不利的。

在断夜奶的过程中，是否需要让宝宝喝水，要视其夜间醒来的次数和哭

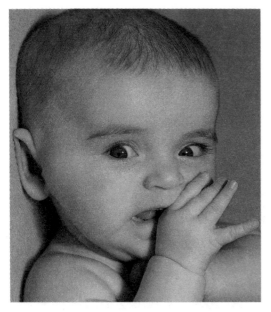

闹的时间而定。如果宝宝哭闹的时间很长，嘴里就会发干，觉得口渴。不过，在宝宝哭闹的时候，父母不妨稍等一会儿，看看宝宝会不会自己慢慢安静下来。否则，如果宝宝一哭闹，就立刻给他喝水，这样就只是用奶嘴代替了乳头而已。这当然不是我们希望看到的结果。这个时候，或许爸爸的安慰更能起到效果，所以爸爸们一起参加进来吧，这会帮助宝宝更顺利地戒断夜奶。最终，宝宝也会明白，爸爸妈妈只会把自己抱在怀里安慰，而再也不会给自己喂奶了。

实用小贴士

●相信直觉

相信自己的直觉。无论您采取什么样的方式为宝宝戒断夜奶，都要尽可能设身处地地考虑孩子的感受，这样，才能让孩子习惯这一改变。

戒断夜奶：一岁，还是更迟？

从生理上讲，满一周岁的宝宝已经完全可以不用再喝夜奶了。不过，如果妈妈乐于这样做，自然可以继续给宝宝哺乳。不过，妈妈也应该认识到，这样做其实是人为地将宝宝留在了自己身边。首先，宝宝长期吃夜奶的习惯，会让他每隔三四个小时就真的会饿；其次，宝宝会将妈妈视为唯一的监护人，这种观念迟迟不能得以更正，对爸爸十分不公。

每个宝宝对于断奶的反应也都是不同的，有的宝宝仍旧喜欢与妈妈依偎撒娇，有的宝宝则很难理解这种做法，会表现出各种情绪，断奶期也很考验妈妈们的忍受能力。

实用小贴士

●断奶时的特殊情况

断奶应该选择在宝宝各方面体征都非常健康平稳的时候进行，如果在断奶的过程中，宝宝突然生病了，妈妈就应该仔细观察他的需求。这时，妈妈完全可以暂停断奶计划。不用担心，这样做并不会宠坏宝宝。发烧的时候，宝宝更需要补充水分，如果宝宝只愿意喝母乳，妈妈就应该让他喝。任何时候都应该把孩子的健康放在首位！生病时的宝宝更需要父母的关爱。

适应睡眠时间

您可能会问,我们为什么要"安排"宝宝的睡眠时间呢?成年人中不是也有人喜欢早起,有人喜欢晚睡吗?会有这样的疑问是很正常的。在宝宝还没有完全适应昼夜变化规律的时候,我们无需干预,只要按照本章开始时给出的建议,让宝宝自己学着去适应就好。不过,这时候,家里的日常活动和作息就要适应宝宝的睡眠时间。您可能会遇到这样的困扰,当您必须得送大些的孩子去学校或幼儿园时,小宝宝还在睡觉,而您又不能把小宝宝一个人留在家里,如果此时把宝宝从睡梦中叫醒,他也会非常不舒服,甚至哭闹。所以,为了避免经常改变宝宝的起床时间,我们就必须得对他的睡眠时间慢慢加以调整。

十三个月大的汤姆是个小夜猫子。他早上能睡到九点多,晚上却精神亢奋。他每晚都要拖到九点或九点半才睡。不过,对小汤姆的父母来说,这样也挺好,因为汤姆的爸爸每天晚上回家都比较晚。

这样,每天晚上爸爸回家后还可以和汤姆玩一会儿。不过,自从汤姆的妈妈重新开始工作之后，每天早上八点以前就要把汤姆送到托儿所去。为了早上能有充裕的准备时间，小汤姆现在七点钟就得起床了——这比原来足足提早了两个小时。

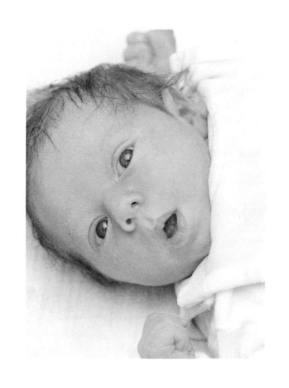

当然，想要一下子改变睡眠习惯是不可能的，我们无法把夜猫子突然变成百灵鸟。不过，妈妈可以努力将宝宝睡觉的时间逐步提前，这样至少能够保证宝宝在调整睡眠习惯的过程中，仍然能有充足的睡眠时间。

调整生物钟

如果宝宝每天都很晚才睡，第二天早上又起得很晚，我们就不妨将他的睡眠时间"提前"：每天早上都比平时提早一点儿把宝宝叫醒，每隔两天就提前十五分钟让宝宝上床睡觉。这样，大约一个星期之后，宝宝的生物钟就调整过来了。如果宝宝的睡眠时间需要调整一个半小时以上，那么父母最好提前十四天就着手进行调整。如果宝宝还需要午睡，那么午睡的时间也会随之改变。这样做并无不妥，不过需要注意的是，午睡与晚上上床之间至少要间隔4

小时。每两天提前半小时把宝宝叫醒，每三天就提前半小时让宝宝上床睡觉。

当然，我们没法精确地规定宝宝上床睡觉的时间。但我们会发现，经过这样的调整，宝宝晚上自然就会愿意早点上床，把早上被"裁掉"的睡眠时间补回来。这期间，父母要做好充足的心理准备，因为宝宝在调整过程中往往比较爱哭闹，这是正常现象。试想一下，我们自己睡眠不足的时候，心情也会烦乱。父母可以根据自己的家庭情况，利用上述的方法，灵活地调整宝宝的睡眠时间。

睡眠时间调整表		
	起床时间	睡觉时间
目前情况	9:00	21:30
第一天	8:30	21:00/21:30
第二天	8:30	21:00/21:30
第三天	8:30	21:00/21:30
第四天	8:00	20:30/21:00
第五天	8:00	20:30/21:00
第六天	8:00	20:30/21:00
…	…	…
第十二天	7:00	完成！

夏令时和冬令时

如果宝宝因为规律的日常活动，比如上托儿所、幼儿园、小学等，而必须固定起床和睡觉时间，夏令时和冬令时的转换就会让他们感到非常不适。如果从冬令时调到夏令时，他们就会缺少一个小时的睡眠；反之，晚上就会长出一个小时。

因为冬夏令时的转换，宝宝就必须改变已经习惯了的睡眠时间。他们不是早上醒得更早，就是晚上睡得更晚，在白天也会感到非常疲惫。为了帮助宝宝更好适应冬夏令时的转换，我们可以根据表格中建议的方法，至少提前一周（两周更佳）着手调整宝宝的睡眠时间。

实用小贴士

● 冬令时转到夏令时

　　每天或者每两天提前十分钟把孩子叫醒，晚上提前十分钟让孩子上床睡觉。

● 夏令时转到冬令时

　　每天或者每两天晚十分钟让孩子上床睡觉。起床的时间可以让孩子自己慢慢调整了。

婴儿抚触

　　培养宝宝的睡眠习惯时，父母可以通过抚触按摩的方式，让宝宝慢慢适应睡眠时间的安排。其实，宝宝非常喜欢接受爸爸妈妈这种亲昵的爱抚。

　　抚触按摩可以让婴儿放松身体、平复情绪。做婴儿抚触的房间一定要保持温暖，即使宝宝光着身子也不会觉得冷，也可以在宝宝的床边放一台有加热功能的小灯。

开始程序

　　每次做按摩最好都以同样的程序开始。这样，宝宝就能慢慢地适应。在宝宝不想做按摩的时候，他也能够表现出来。每次开始抚触之前都要问问宝宝："想让妈妈（或爸爸）给你按摩一下吗？"尽管不能做出回答，但通过这种方式，宝宝就能意识到，虽然爸爸妈妈可以为他做按摩，但是否接受则完全取决于他自己的意愿。这个时候，我们应该留意宝宝所传达的非言语信号，比如孩子是否把头扭向一边，等等。

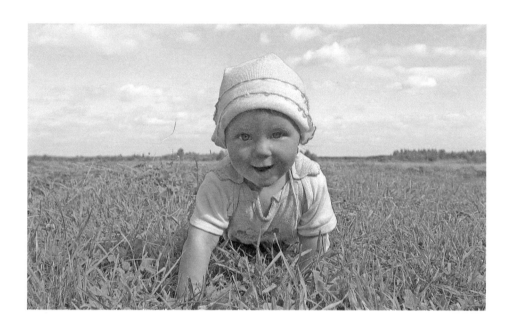

按摩四肢

让宝宝仰卧在床上。把按摩油倒在手中揉搓，直到手心变热。现在就可以开始给宝宝做按摩了。首先，双手保持中等力度，在宝宝的上身沿对角线大范围地交叉按摩。然后，用一只手握住宝宝的一侧上臂，顺着宝宝的胳膊自上至下进行按压，直至腕关节。按压时要温柔，但保持一定的力度。

没有经验的父母经常担心按摩会让宝宝感到不适，所以不敢用力。他们只是抚摸宝宝，而不是按摩。其实这一点完全不必担心，因为宝宝如果感到不舒服，马上就会以哭闹来抗议的。

父母可以放心地按摩宝宝的四肢。也可以先在自己的身上试一试，用多大的力度按摩最舒服。然后，就可以放心地用相同的力度去给宝宝按摩了。

先用两只手同时按摩宝宝的一只胳膊，再按摩另一只，腿部也用同样的方法，最后揉捏宝宝的两只小脚，再逐一抚触宝宝的脚趾。每次都要按照从上到下的顺序来给宝宝做这样的放松按摩操。

实用小贴士

● 按 摩 油

给宝宝用什么油按摩比较好呢？我们既可以选择专门的婴儿按摩油，也可以使用橄榄油。一定要选择不含添加剂和防腐剂的纯天然按摩油。如果您愿意，可以在按摩油中加一滴薰衣草精油，这样可以起到安神的作用。而柠檬精油的香味则会起到提神的作用，所以不适合在晚上按摩的时候使用。

● 有创意的"按摩故事"：

· 农民伯伯怎样耕种田地（犁地，浇水，播种，收获）

· 怎样做披萨（揉面，放原材料，切开）

· 天气预报（下雨、刮风、冰雹还是晴天）

· 讲述动物的生活（爬行，奔跑，打闹）

· 怎样采摘蔬菜（拔出来，摘掉叶子，等等）

边讲故事边按摩

爸爸妈妈也可以一边给宝宝按摩，一边给他讲一个小故事，这个方法尤其适用于稍大一些的宝宝。例如，妈妈可以给宝宝描述自己是怎样烤蛋糕的，一边给宝宝按摩背部，一边描述怎样将制作蛋糕的配料揉合，怎样在蛋糕上撒上白糖，然后再浇上一层热巧克力，等等。

一个按摩小故事

无论是小婴儿还是大宝宝，都会比较喜欢与故事结合起来的按摩方式。下面讲到的这个小故事，可以给爸爸妈妈们做一个简单的示范。

明媚的阳光

有一天，温暖而明媚的阳光普照着大地。小动物们都想美美地享受一下这样的好天气。（双手在孩子的背部打圈按摩）

这时，一只小蚂蚁哒哒地走了过来。（轻轻地用两个手指敲打背部）

小蚂蚁抬头望着天空，高兴地想"阳光多美啊"！（双手打圈按摩）

这时，又飞来一只彩色的啄木鸟，用长长的喙啄着树干（轻轻地捏一捏）。

啄木鸟心想："今天的阳光好明媚！"（再次用双手打圈按摩）

邻居的两只小猫也沿着森林边的小路嬉闹着走了过来。（左

右手各用两根手指打圈按摩孩子背部的两侧，小幅度地向前推）

一只小象也从家中走了出来。（用拳头轻按）

它一边走一边高兴地欢呼，整个森林都听到了它的声音。（在孩子的脖颈上轻轻地吹气）

所有的小动物都出来享受温暖的阳光。（再次用手逐一模仿小动物）

天渐渐地黑了下来，太阳也慢慢地落山了。（手部下移）

所有的小动物都回家去了。小蚂蚁重新爬进了地里。（再次轻轻用手指敲打）

啄木鸟最后啄了一下树干。（再次轻捏）

蛇也爬回了自己的窝里。（再次用手指轻轻地游走）

小猫摸索着回到沙发上。（轻轻地用手指点按）

小象也回家了。（再次用拳头按压）

晚安，宝贝，明天见！明天肯定是阳光明媚的一天！（结束按摩）

第三章

幼儿的睡眠

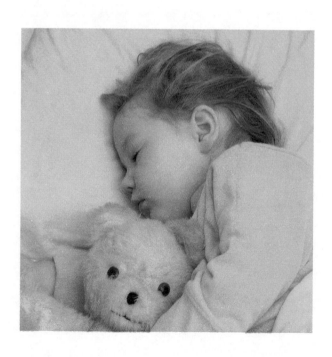

幼儿需要睡多久?

大约从两周岁起,幼儿就能形成固定的睡眠周期了。此时,宝宝一般在晚上睡个长觉,中午还要小睡一会儿。大部分宝宝都会在9~15个月之间改变白天睡两次的习惯为只睡一次午觉。但是,宝宝每天仍然需要睡足12~14个小时,其中午睡时间大约为半个小时到一个半小时。

从三周岁开始,宝宝对于午觉的需求会慢慢减少。满四岁的孩子往往会不想再睡午觉。不过,有些孩子在幼儿园里还是会睡午觉。我们可以看到,每个孩子的睡眠时间差距明显,孩子间的个体差异也非常大。

本书第9页中已经提到,孩子在整个睡眠过程中会经历不同的睡眠阶段。深度睡眠阶段能使身体得到放松和恢复,孩子与大人都不例外。在这一阶段,脑垂体会分泌更多的生长激素来修复受损细胞、产生新的细胞。孩子在睡觉的时候长得最快。因此,充足的睡眠对孩子来说是非常重要的。幼儿常常会在从深度睡眠到REM睡眠的过渡阶段中醒来。因此,幼儿每夜可能会醒来四五次。这时,孩子很可能会喃喃自语、翻来翻去或者从床上坐起来。

孩子醒来后，如果发现四周的环境很熟悉，或者听到妈妈安慰的声音，一般就能安心地再次入睡。

幼儿往往比父母醒得更早，因为他们睡得很早。下面我们为大家介绍一个方法。小菲奥娜的爸爸就是用这个方法成功地让孩子养成了晚些起床的习惯：

两岁的小菲奥娜通常在早上六点就起床了。这一习惯给她的爸爸妈妈造成了很大的困扰，特别是周末的时候。一个周六的早晨，小菲奥娜又在六点早早地醒来。这时，爸爸轻轻地走进她的房间说："乖，现在还没到早上呢，你可以再睡一会。"然后他走出房间，打开音乐播放器，迅速跑进菲奥娜的房间，用欢快的声音说："现在是早上了！可以起床了！。"同时，他让菲奥娜仔细听播放着的音乐。

第二天，爸爸等了几分钟，才打开音乐回到菲奥娜的房间；第三天又多等了一会儿。这样做居然成功了！小菲奥娜虽然还是会早早地醒来，但是很快就会再次入睡。

实用小贴士

●睡眠不足

很多孩子的睡眠时间都不够量。充足的睡眠和休息对孩子而言是至关重要的，这样孩子才能更好地对白天获得的信息进行加工处理。研究表明，睡眠不足会导致注意力不集中、多动、以及易怒等行为的发生。

典型的入睡与睡眠问题

在出生后第二、三年间，幼儿的情绪和情感的发展非常迅速。从两岁开始，孩子就意识到自己是一个独立的个体了，并且认识到自己也可能会面临分离。这个时候，家庭情况的变化，如妈妈上班、弟弟妹妹的降生等，都会令幼儿忽然感到恐惧和焦虑。从三岁开始，孩子可能会经常做噩梦，这也会搅得父母在夜间不得安宁。

出于这些原因，孩子在夜晚会特别渴望父母的呵护，希望能和父母同睡一床。如果父母在白天能给予孩子足够的关注与安全感，这一阶段就会很快过去。不过，有些孩子就是必须在父母或者兄弟姐妹的陪伴下才能放松地入睡。

虽然我们了解了幼儿睡眠问题产生的原因，但在孩子提出不当要求时，我们还是应该坚持正确的处理方法。不要让孩子讨价还价，我们应该平静，但坚决地告诉孩子，爸爸妈妈希望他现在就上床睡觉。最好给孩子确定一个上床时间，这样就避免了无谓的口舌之争。不过，遇到特殊情况，偶尔也可以允许孩子破例一两次。

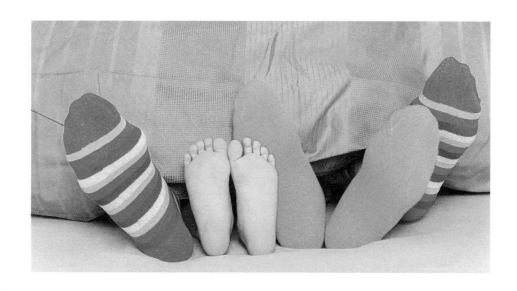

我可以和你们一起睡吗?

　　很多孩子在晚上醒来后都想要去和父母一起睡。亲子同睡恐怕是人类家庭度过夜晚的最自然的方式了。亲子同睡有多种方式:可以是父母和孩子同睡一床,也可以把孩子的小床放在父母的大床旁,抑或是在地上加张床垫。父母可以根据孩子的需求灵活地做出选择。

　　事实上,父母和孩子分开睡觉是一种非常现代的做法。一项长期的研究表明,亲子同睡完全不会对孩子的生理、心理或性发育产生任何不良的影响。恰恰相反,一起睡觉会更加有助于促进亲子关系。另外,同睡也更加便于妈妈在夜间给孩子哺乳,妈妈甚至不用起身就可以完成哺乳。而且,亲子同睡时,一旦孩子感到不舒服,父母在第一时间就能发现。尤其是孩子生病的时候,即使孩子咳嗽得很厉害,让孩子待在自己身边,父母也会感到更加安心。很多孩子听着父母或者兄弟姐妹的呼吸声反而会睡得更香。

有反对者指出，习惯同睡的孩子很难再和父母分开睡。但也有人反驳说，这和安抚奶嘴或爱干净是一样的道理：孩子总有一天会长大，不再需要父母夜间的陪伴，到时他自然也就不会再提出这样的要求了。

实用小贴士

●和孩子一起睡觉

如果孩子夜间跑过来想和我们一起睡觉，我们可以采取不同的方法来回应：

· 可以让孩子和我们一起睡，等他睡着后，再把他抱回自己的小床上去。

· 让孩子依偎在自己身边，享受这段亲密时光。

· 在卧室里多放一个床垫。只要孩子想过来一起睡，就把他安置在床垫上。

· 和爸爸一起睡有助于拉近父子或父女之间的关系。幼儿平时和妈妈相处的时间多，所以和爸爸亲密相处会令他们格外满足。

· 我们也可以告诉孩子，每个人都必须睡在自己的床上。然后把他抱回自己的卧室。这样持续几晚之后，孩子就会知道父母不会破例，慢慢地接受一个人睡觉。

· 如果孩子感到身体不舒服，我们当然可以破例让孩子和自己一起睡。

翻越儿童床

孩子慢慢长大了，有一天，您会突然发现，他居然自己爬过了儿童床的栏杆，翻了出来！如果发生这种情况，一定要严肃地告诉孩子，不可以这样做。父母应该一边把孩子重新放回小床里，一边用坚决而平静的声音对

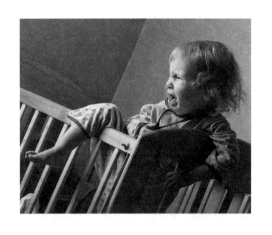

孩子说："不行！你必须待在床上！"您可能需要重复许多次，不过，孩子一般很快就能接受这一要求。当然，为了避免危险，您一定要把床板降到最低的一层，大多数带栏杆的童床都是可以随意调节的。使用睡袋也能从一定程度上防止孩子自己翻越出来。

我们也可以试试下面这个方法：爸爸妈妈可以假装没有看到孩子从儿童床里爬出来，二是像往常一样准备给孩子睡前一吻，当走到空空的小床前时，再故意做出惊讶的样子："我的小宝贝怎么不见了！"然后告诉孩子，只有躺在小床里才能获得晚安的一吻。这时，孩子很可能就会笑呵呵地爬回床上，让妈妈补上这一吻。

无论采取什么办法，父母一定要仔细考虑，现在是不是该把小床上的护栏去掉了？在做出决定之前，一定要和孩子商量一下。因为孩子很可能会对突然没有了护栏的小床感到害怕，他们也许会觉得躺在上面没有安全感，而且，去掉了栏杆，孩子肯定会需要一两天的适应时间。

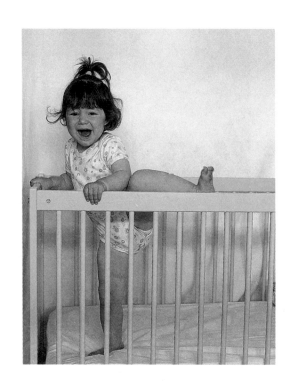

是否午睡?

如果孩子拒绝午睡,我们应该想办法弄清楚背后的原因。是孩子的睡眠需求改变了,还是有其他原因导致孩子不想睡觉?是不是错过了孩子最想睡觉的时机,让孩子过度疲惫了?或者是孩子过度兴奋,比如出去郊游或参加了节日庆典,所以睡不着了?随着孩子年龄的增长,孩子会越来越不需要午睡。他们总是担心因为午睡会让他们错过一些精彩有趣的事情。拒绝午睡足以让大部分的父母感到头疼,父母们都盼望着孩子中午能够睡一会儿!因为只有这时,他们才能安安静静地洗洗碗、擦擦地或者是坐下来喝杯咖啡。

休息确实很重要。不过,取消午休也有一定的好处。比如:您可以更加灵活地安排一天的事情,不必再考虑孩子的午睡时间。如果孩子实在不想睡觉,我们就一定不要勉强他去睡。

实用小贴士

●美好的午休时光

请保持午休的好习惯。告诉孩子，大人也需要一定的休息时间。我们可以让孩子在午睡前做一些比较放松的活动，比如涂颜色、听音乐、看书、玩拼图、手工小制作、堆积木等。为了让孩子形成习惯，我们也可以规定一些信号，让孩子知道午休时间何时开始，何时结束。

怎样戒掉安抚奶嘴

大多数父母都不能接受孩子在四岁大的时候还要含着安抚奶嘴。不幸的是，父母想让孩子戒掉安抚奶嘴的时候，孩子往往处于执拗期（2~3岁）。这一时期孩子希望自己的愿望都能够得到满足，并且容易产生反抗心理。因此，在开始让孩子戒掉奶嘴之前，应该先看看时机是否合适。

孩子也许正处于一段紧张的时期，需要面对生活中的某些改变。比如适应托儿所或幼儿园的生活、家里新添了弟弟妹妹等。这类改变都会让幼儿面临挑战。在这样的阶段，同时让孩子戒掉安抚奶嘴无异于难上加难。如果遇到这种情况，父母最好耐心等待更加合适的时机。

强迫、惩罚或往奶嘴上涂怪味道只会适得其反，请父母一定不要这样做。在这种特别阶段，就算用糖果或星星奖励这类效果很好的教育方法也很难产生效力，所以我们也不要毫无原则地使用。试想，如果孩子在受到奖励之后开始吮吸拇指，又或者吵着要用奶嘴，这时候我们该怎么办呢？

实用小贴士

●尽量少用安抚奶嘴

·从一开始，父母就应该只在必需的情况下才让孩子使用安抚奶嘴。这样，孩子就能够意识到，安抚奶嘴不是随时都需要使用的。

·不要把安抚奶嘴放在孩子随手可以拿到的地方。

·让孩子养成白天不用安抚奶嘴的习惯。如果孩子在白天想用奶嘴，可以对孩子说："奶嘴已经陪了你整个晚上了，它一直都没有睡觉，现在它正在睡觉呢。"

·不要让孩子含着奶嘴说话。如果孩子说话的时候没有把奶嘴拿出来，父母就不要做出回应。

·在特殊情况下可以有例外。

入睡时不用奶嘴

其实，随着年龄的增长，孩子早晚会自己放弃安抚奶嘴。最迟等到上幼儿园的时候，孩子在白天就不会再用奶嘴了，因为他们会觉得自己"已经不是小宝宝了"。

父母应该创造机会，让孩子自愿改掉使用安抚奶嘴的习惯，也可以为孩子举行一个小小的告别仪式。无论选择哪种方式，第一次不用安抚奶嘴睡觉，对孩子来说都是一个巨大的挑战。父母应该鼓励孩子，让他能够成功入睡。第一次成功之后，孩子就会在心理上更成熟一步。

戒断安抚奶嘴

　　有的父母在帮孩子戒断安抚奶嘴的时候，采用不再给孩子买新奶嘴的方式，只等着旧的奶嘴用坏。奶嘴坏了之后是否拿去修，是否更换，这完全要由父母决定，不过，到了上幼儿园年龄的孩子心里其实很清楚，父母是完全可以给他买一个新奶嘴的。这时，父母不妨请牙医帮帮忙，让牙医给孩子下达一个"命令"，告诉孩子，如果奶嘴用得太久就会让牙齿长歪！或者父母和孩子一起举行一个有趣的告别仪式，告诉孩子安抚奶嘴是由小仙女掌管的，现在小仙女要把它带走了，因为别的小朋友还需要用，作为感谢，小仙女会送给孩子一份小礼物。

　　您的朋友里有没有人刚刚生了孩子？也许孩子愿意把自己的奶嘴送给这个小弟弟或者小妹妹呢。把安抚奶嘴绑在气球上，然后和孩子一起放飞气球，也是不错的办法。

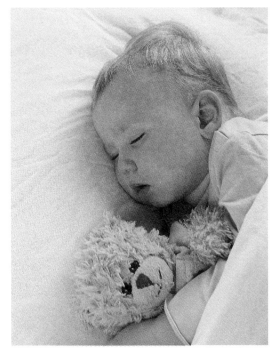

保持良好状态

　　只有休息好了，父母才有精力应付执拗期的孩子整天制造的各种难题。所以，父母应该定期为自己安排一些休息时间，请一位保姆或者亲戚帮忙照看孩子。也可以多和其他父母见见面，谈一谈在养育孩子中遇到的类似难题。父母保持良好状态，才能更好地养育孩子。

实用小贴士

●共同做决定

到了上幼儿园的年龄，孩子就已经具备提出建议、商议条件的能力了。让孩子参与决策的过程，这样孩子就更容易遵守制定出来的规则。

幼儿入睡与睡眠问题的常见原因

无论是身体的发育还是心理的活动，都会导致孩子难以安寝，而产生各种睡眠问题，这时就特别需要父母的耐心陪伴。

拉 锯 战

两三岁的孩子就已经能够清楚地知道自己的意愿了，并且希望自己的愿望能够得到满足。当孩子的意愿和父母的想法不一致时，就可能产生冲突，他可能会固执己见、大发脾气，甚至会和爸爸妈妈展开拉锯战。这个时候，您会经常听到孩子说："不，我不要！"或者是"我就想要那样！"。重要的是，爸爸妈妈要遵照一定的准则，明确地向孩子传达以下信息："在这件事上我的立场是明确的、坚定的，而且我提前声明了的。"这样明确的界限能让孩子感到安心。不过，孩子可能还是会试探爸爸妈妈的反应。

父母应该注意，不要与孩子过分计较，不要对他们的行为大发脾气。切忌像孩子一样发怒叫骂。既然我们是成人，就要用成人的态度表示反对：我们

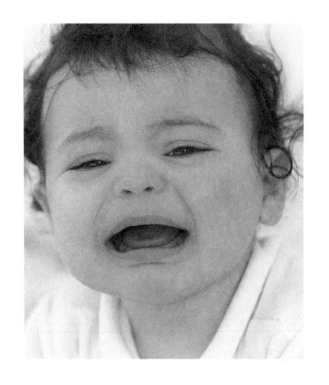

应该平静、清晰地说出"不"。

只要需要，父母可以并且应该反复采取这种方式。一开始，用平静的语气应对任性的孩子可能很难做到，但是这样做至关重要。因为只有这样才能跟孩子清晰地传达我们的想法，也会让孩子觉得，虽然自己任性发怒了，父母还是会包容并且尊重自己。

对付那些固执的孩子非常考验人的耐力，他们很容易让人烦躁发怒。因此，父母必须仔细考虑，应该在哪些方面制定规则并且贯彻到底。当然，父母的原则必须保持前后一致。对于那些目前并不重要的事，大可将其忽略不计。

可以全家一起规定一个"父母时间"，并为这段时间确立"神圣不可侵犯"的地位。因为父母也需要自己的时间。告诉孩子，他们一睡着，父母时间就开始了。如果孩子不按时睡觉，爸爸妈妈就可以用"父母的时间"来说服他。同样，爸爸和妈妈也应该始终保持清晰、一致的态度。

◆**孩子从多大起可以理解规则？**

一岁大的孩子尚不能理解"不"的含义，他们理解规则的能力非常有限。如果您想阻止一岁宝宝的某种行为，因而对他大喊"不行"的时候，他往往只会扭头看看您，咧嘴一笑，然后将自己刚才的行为重复一遍。孩子这样做并不是故意跟父母对着干，他只是觉得父母在跟自己做游戏，因为"不"字对于他来说并不代表任何具体的内容或含义。直到宝宝半岁到一岁的时候，才能运用其发育尚不完全的语言理解力，弄懂一些简单明确的关联。从两岁开始，孩子的语言理解能力才足以帮助他们记住具体的规则，这时他们才不必再去反复试验什么可以做，而什么不可以。

小弟弟或小妹妹

对孩子来说，再也没有什么事情能够比第一个弟弟或妹妹的出生所带来的改变更大了。在小弟弟或者小妹妹出生之前，孩子享受着父母百分之百的关注。而现在，却必须和他人一起分享父母的爱了。

从三岁开始，孩子不仅能够发现妈妈怀孕了，而且还可以和父母分享期待的喜悦。

不过，孩子这时并不能确切地知道，拥有弟弟或妹妹对自己来说意味着什么。这时，父母应该坦诚地、明确地为孩子解释可能发生的情况，并且告诉孩子，爸爸妈妈绝不会丢下他一个人不管。

现在，孩子必须学着去适应自己的新角色。突然间，他或她就变成了哥哥或姐姐，而所有的人都在围着新生儿转。一开始，孩子可能还会感到很新奇。但他会渐渐发现，自从有了新生儿，生活就发生了改变。妈妈每天都很疲惫，小宝宝不停地大声哭闹，没有人会像之前那样有时间和兴趣再给自己读图画书、讲故事了。此时，孩子的心里肯定充满了嫉妒。

父母必须知道，孩子适应这一变化需要三个月左右的时间。在这期间，孩子的心中很可能会被莫名其妙的恐惧或情绪所占据：有的孩子会希望小宝宝消失，有的孩子甚至想要把小宝宝装在包裹里寄走！有些孩子则忽然会害怕自己被父母抛弃。他们会表现出孩子特有的恐惧，害怕爸爸妈妈把他们"送给

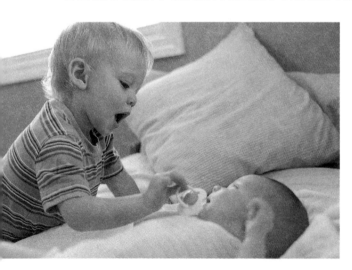

别人"。这种情绪和恐惧会令孩子产生各种不同的表现：他们会咬指甲，攻击小宝宝，攻击父母，甚至出现入睡或睡眠障碍。

即使从来没有要求过和父母一起睡的孩子，当他看到小宝宝睡在妈妈身边的时候，也会萌生和父

母一起睡的念头。这时，父母可以告诉孩子，爸爸妈妈随时欢迎他来一起睡，大家可以挤一挤，为他腾出一块地儿。父母也可以在房间里放一个小床垫或是一张易折叠的小床。

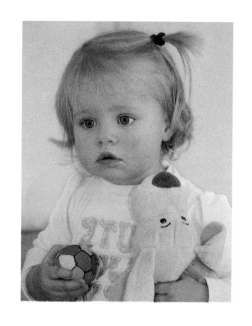

如果孩子突然害怕小偷或强盗，因此不能或不愿入睡，那么家里环境的新变化很可能是导致孩子产生这种想法的原因。父母应该想办法弄清楚孩子到底是在害怕什么！

父母可以这样问孩子："如果真的有小偷闯进家里，那他会在家里做些什么呢？"孩子很可能会说，自己会被小偷带走，因为父母再也不需要自己了。还有一种可能，就是孩子很希望小宝宝被带走，但是同时又为自己的想法感到内疚。这些都是有可能的，父母一定要认真考虑孩子的感受！孩子之所以会有这些表现，完全是因为他们需要时间去适应家里的新变化。

做噩梦或害怕妖怪

两岁以前的宝宝不会怕黑。然而，从两岁开始，孩子就懂得什么是害怕了。他们会想象，黑暗中潜伏着什么吓人的东西。从这时开始，孩子经常会变得难以入睡。为了让孩子在晚上更加安心，您可以把孩子的房门打开，或者点亮一盏小夜灯。

对2~5岁的孩子来说，做噩梦如同家常便饭。噩梦通常会出现在后半夜，吓得孩子哭着从梦中醒来。这个时候，爸爸妈妈一定要立刻做出反应，迅速来到孩子身边，千万不要让孩子独自在屋里哭泣。感到害怕的时候，孩子最需要确定父母会出现在自己身边。

如果孩子噩梦做得过于频繁，那么一定是有什么事情让孩子感到害怕了。请您试着和孩子沟通，弄清楚孩子到底在害怕什么。不要对噩梦大惊小怪，这样只会让孩子更加害怕。父母应该尽量安慰孩子，告诉他梦中的事情都不是真实的，并给他讲一些积极愉快的事情。

实用小贴士

●妖怪禁入

父母应该认真对待孩子的不安和恐惧。您可以找一块牌子，用大大的字体写上"宝宝房间，妖怪禁入"，然后把牌子挂在孩子的门口。很多时候，这种小把戏会对孩子产生很大的作用，让孩子安心睡觉。

放松安睡的前提条件

规律的作息是保证夜间安睡的重要前提，它能够为幼儿带来安全感。而睡觉时间的规律更是尤为重要。

有规律的一天

很多父母都会犹豫，不知道是否应该给孩子规定确切的睡觉时间。他们认为，孩子应该自己确定自己的作息规律，而不是一味地遵从父母安排的时间表。

总而言之，保持规律的日常作息对孩子是很有裨益的。身为父母，我们有义务给孩子提供必要的帮助。

保证夜晚安眠最重要的前提条件就是，父母要按照固定的流程去安排日常生活。这样才能让孩子产生安全感。睡觉和起床时间的安排一定要有规律。我们应该每天让孩子尽可能在同一时间上床睡觉。

实用小贴士

● **善用睡眠的时机**

　　作息规律很重要，但也不是一成不变的。如果发现孩子晚上七点钟就已经开始打哈欠，还变得特别爱哭闹，我们就应该趁机让孩子早点上床睡觉。即使孩子平时晚上八点钟才睡也没关系。孩子很可能在白天玩得太累了，所以晚上特别需要美美地睡上一觉。

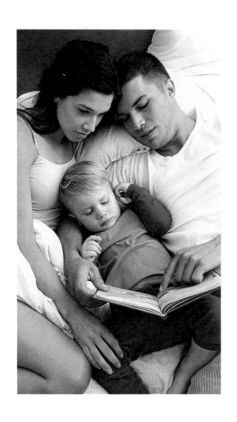

和谐的程序

　　规律的程序能够帮助孩子固定上床时间，帮助父母更好地安排生活的结构。给自己和家人制定一套和谐的程序，引导孩子轻松入睡。七八个月大的宝宝就已经可以理解程序，并且依据规律的程序对将要做的事情产生预知和期待了。孩子会知道："玩耍或看书之后就得上床睡觉了。"父母可以给孩子读一个故事，然后合上书，与孩子吻别，道过晚安后就离开孩子的房间。只要父母持之以恒地遵守一套固定的流程，就一定能够获得成效。

学会独立

随着自我意识的产生，孩子对失去与分离的焦虑也开始逐渐增强。他们会害怕独处，需要随时确定爸爸妈妈会陪伴在自己的身边。因此，即使入睡前的固定程序已经结束，孩子也常常不想让父母离开。

解决这个问题的最好办法是，平时尽量培养孩子的独立意识。父母应该鼓励孩子独自解决问题。看到自己小小的宝宝兴致勃勃地独自行走、爬来爬去或主动与别的小朋友进行交流，我们会感到多么欣喜啊！

如果孩子能够独自沉浸在游戏的快乐中，我们应该由衷地感到高兴。我们应该给孩子一定的自由空间，不要亦步亦趋地跟着孩子，要敢于放手让他们独立行事。只有相信孩子的能力并让他明白："我知道，你一定能够做得很好！"孩子才能对自己的能力树立起应有的自信。

实用小贴士

●练习分别

如果有机会，我们可以在白天间或与孩子分开一会，让孩子适应父母不在身边的情况，学会"自力更生"。告诉孩子，妈妈要稍微离开一会儿，两分钟之内就会回来。如果孩子还不会看表，我们也可以用别的方法指示时间（比如，当厨房的计时钟响时，当长指针指向六时，等等）。做这个练习时，父母务必要做到言出必行。如果我们告诉孩子，自己会在某个时间回来，那就必须遵守自己的承诺。

定时休息

上了幼儿园以后，孩子就拥有了自己的小伙伴。他们常常想整天和好朋友们一起玩耍。玩耍之余，很多小朋友下午还有其他的安排，比如学习、学乐器、参加运动社团、上幼儿英语课，等等。

如果日程安排过多，孩子就可能会感到很辛苦。所以，父母应该为孩子安排好休息的时间。定期为孩子留出几天空闲，不做任何硬性安排，让他们能够无忧无虑地玩耍。

如果发现孩子这一天过得很糟，需要玩耍一下来换换心情，父母就应该取消原定的一切安排。为孩子营造平静的活动氛围，比如听音乐、画画等，让孩子逐渐地平复心情。

让孩子决定

孩子口中的第一个"我"字是孩子成长过程中的一座重要里程碑。从此，孩子就能把自己看作独立的个体了。他会迅速发展出很多能力，令爸爸妈妈为他感到骄傲。但有时这些能力又会让父母费心费力。因为孩子已经意识到，自己拥有独立的意志，而自己的特定行为能够引起爸爸妈妈的某些反应。

这个阶段的孩子渴望展现自己的能力，表达自己的意见，并且自己做决定。因此，父母在做决定的时候应该有意为孩子留出决定的空间。问问孩子，他想先洗脸还是先刷牙？讲故事的时候，让孩子从两个故事中挑一个自己想听的。不过，给孩子的选项父母自己也要认可！

温和过渡

要想轻松地从忙碌的白天过渡到安静的夜晚，爸爸妈妈就要从睡觉前一个小时开始，逐渐降低活动强度。可以在吃晚饭的时候就开始积极营造和谐的家庭氛围，还可以一起讨论晚饭后要做的事情，是一起读书，还是躺在沙发上一起看电视。

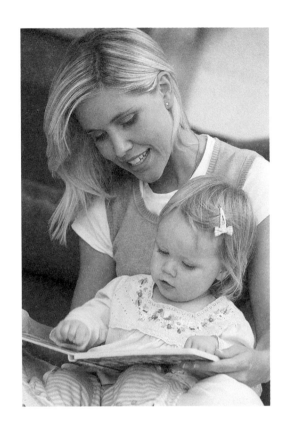

看电视、玩电脑游戏、看DVD，这些活动并不是传说中的洪水猛兽。不过，父母确实应该特别留意孩子睡前所看的内容。如果是孩子已经看过的电影，那就没有问题。但如果是新买了一张DVD，父母就应该和孩子一起观看，以便随时回答可能出现的问题。

无论是睡前还是日间，一定不要让孩子接触与年龄不相符的电视节目或电脑游戏。不是每一部动画片都适合孩子观看。频繁的剪接，过快的画面变换，不利于教育的信息——这些都会对孩子的情绪和认知产生不利影响。因此，孩子观看的电视节目必须经过父母的严格把关。

某部电视剧是否适合让孩子在睡觉之前观看？这个问题应该由您自己决定。在决定之前您必须考虑到，如果孩子看得入了迷，执意要求把这个节目当成睡前的固定程序，您该怎样去回答。

实用小贴士

●新鲜空气和适量运动

常常在户外活动和玩耍的孩子会在白天耗费很多的精力，因此他们在晚上自然就会感到困倦。所以，妈妈最好在白天带孩子到户外去运动。可以和孩子一起骑自行车，也可以带孩子去游乐场，让他们尽情地玩耍！您很快就会发现，自己和孩子都能从中受益。

任何方法都不见效？

尽管父母会竭尽全力为孩子创造最佳的睡眠条件，但有时还是可能在不经意间养成了孩子不良的入睡或睡眠习惯：有的父母太喜欢和孩子依偎的感觉，不知不觉就让孩子在自己的怀里睡着了；有的妈妈喜欢用背巾背着宝宝，直到孩子进入梦乡。其实，家有幼儿，父母牺牲自己舒适的睡眠就在所难免。只要这些习惯不会对我们的生活造成明显的困扰，我们就不必过于焦虑。

大多数父母都会认为，孩子一岁之前有各种不规律的睡眠习惯是很正常的。无论是夜里经常不睡觉，还是必须让父母陪在身边才睡得着，父母都会安慰自己说："小宝宝都是这样的！"这种说法绝对正确！

不过，每天晚上都要把一岁的宝宝抱在怀里哄一个多小时是非常辛苦的。也不是所有的妈妈都喜欢孩子天天把自己的乳头当作安抚奶嘴。

也许您的睡眠质量正在越变越差，因为一岁大的宝宝每天夜里都横睡在大床上，一夜要醒好几次。有时候，父母真心希望能够坐下来看看自己喜欢的电影，而不是一遍又一遍地来到小床边为宝宝唱"小兔子乖乖"。

当父母因此而感到疲惫和不适的时候，就该考虑采用适当的方式，让孩子改变自己的睡眠习惯了。通常在孩子两岁左右的时候，父母可能会突然发现，孩子其实并不是非要坚持某些睡眠习惯，他们其实只是想要按照自己的意愿行事。孩子只是想知道，爸爸妈妈的底线在哪里，他们会给自己唱几遍歌谣，在自己身边躺多久，等等。父母可能在不知不觉之间就陷入了与孩子的拉锯战之中，而这种角逐又常常以父母的怒吼或是妥协告终。这个时候父母就必须认真考虑，该如何着手改变目前这种让人倍感压力的状态了。

实用小贴士

●您也有自己的生活！

请不要认为这种想法是自私的！一开始，孩子和父母（特别是妈妈）确实是相互依赖，密不可分的。但这种关系会随着时间的推移而慢慢改变。没有人要求您完全放弃自身的需求，永远以孩子的需求和意愿为中心。爸爸妈妈完全有权利出去看个电影，或是享受一下夜生活。这也有益于孩子自我意识的发展。时光飞逝，孩子也会渐渐形成独立的人格，他们也会希望拥有一双独立而自信的父母。

上床睡觉的程序

父母应该有意识地为孩子建立一套上床睡觉的固定程序。通过一套习惯的程序让孩子知道什么时候该上床睡觉，孩子就能更加轻松地为入睡做好准备。

注入爱心

关键在于，要让孩子也能认识到这是上床睡觉的固定程序。务必让孩子看到，进行这套程序时，爸爸妈妈是专门安排好时间，真心投

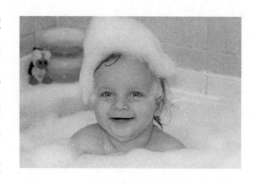

入的。在按顺序结束这套流程之后，一家人应该在安静祥和的氛围中上床睡觉，如果这时爸爸刚刚下班进门，程序可能就会被搞得一团糟。

不要强迫

在确定这套固定程序的时候，父母一定要充分考虑孩子的需求和喜好，因为每个孩子对于上床睡觉的反应都是不同的。上床睡觉的流程通常包括以下步骤：换上睡衣，洗脸刷牙，亲子时间，比如共同依偎在床上读书，给孩子讲睡前故事，或是唱催眠曲。程序在哪里进行并不重要，重要的是，程序结束时，孩子一定要在自己的小床上。

因人而异

宝宝们大都喜欢睡前舒舒服服地洗个温水澡，但也有不喜欢洗澡的宝宝。无论程序中设定了哪些步骤，都要遵循一个重要前提，那就是这项活动要既符合孩子的兴趣，又不会让孩子过于兴奋。除了上述的活动，爸爸妈妈还可以发挥创意。比如：和孩子玩个安静的小游戏，或者让孩子拥抱所有的家庭成员，向他们道晚安，包括宠物和毛绒玩具。请务必记住：我们应该真心地为全家的和谐投入时间和爱意。这样，我们才能帮助孩子平静地安睡。

第四章
幼儿如何安眠

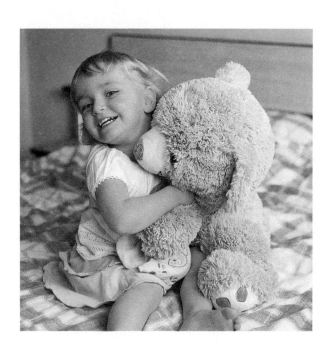

一千零一夜

　　偶尔熬个通宵并不是什么大问题。但如果持续缺乏睡眠，又不能尽快得到改善，那么情况就会令人担忧了。如果新妈妈每晚都会被宝宝吵醒几次，醒来后又很长时间都无法入睡，长此以往，妈妈日间的心理承受能力会明显下降，情绪也会变得易于烦躁。不仅如此，持续的缺觉还会导致记忆力降低，注意力难以集中。很多新妈妈在哺乳期都会有"自己怎么变傻了"的感叹，缺乏睡眠就是最主要的原因。

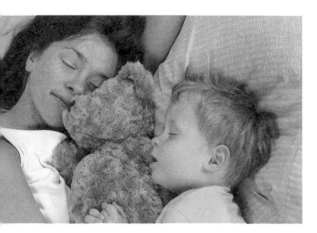

　　对于还有其他的孩子或已经回到了工作岗位的妈妈来说，白天也难有补眠的机会。这样，新妈妈自然很快就会感到力不从心。

　　如果身心俱疲，父母就很难保持耐心与和蔼的态度，在夜间更是如此。

　　我们可以通过一些简单的行动来引导孩子，让他们逐渐能够自己安睡，享受和谐安静的夜晚。但在介绍这些方法之前，我们还要让大家了解一些对"睡眠训练"的不同观点。

实用小贴士

●怎样轻松摆脱缺觉的困扰

　　·利用一切机会补眠。

　　孩子睡，您也睡。如果您已经回到了工作岗位，不妨在休息的时候到自己的车里或其他合适的地方小睡一会儿。哪怕只有15分钟也不要错过，这样的小睡能够让人很快恢复精力！

　　·与配偶交替补眠，在夜间与配偶轮流照顾宝宝。

　　这样，每人就都有机会在周末睡个懒觉了！如果有条件，不值日的一方可以到另一个房间就寝。

　　·给自己一些小小的奖励。

　　出去与朋友小聚、逛街；放松地泡个澡，再来杯自己最爱的饮料；看一场精彩的电影，这些都不失为很好的创意。

　　·尽量早睡，避免熬夜。

　　·让一岁多的宝宝单独睡。

　　如果一岁多的宝宝还与父母同睡，可以考虑为宝宝布置一间自己的卧室。有些幼儿自己单独睡的时候反而睡得更好。

众说纷纭的"睡眠训练"

没有几个议题能像"睡眠训练"这样能引发如此热烈的讨论。大家关注的焦点集中于怎样、何时、应该采取哪些常见的方法来解决幼儿的睡眠问题。有人甚至对是否应该干预幼儿的睡眠提出了质疑。其中最具争议的就是费尔波医生的"哭睡法"。

这种方法的主旨在于让幼儿明白，哭闹是没有用的。但在训练过程中，不仅是幼儿，就连父母恐怕都难免会伤心落泪。

因为这种方法要求父母必须在一定的时间内对孩子的吵闹、呼唤或哭泣置之不理，只有坚持到了规定时间，才能给孩子以安慰。即使是安慰宝宝也要遵守固定的时间表。父母要坚持使用这种方法，直到孩子能够独立入睡。

这种训练法有很多衍生版本。有些专家甚至主张，即使宝宝因哭闹而发生呕吐，父母也不应该将孩子从小床上抱起来。父母应该迅速为宝宝更换干净的衣服和被褥，然后再继续未完成的训练。

有些育儿书籍的作者对"费尔波训练法"做了少许改变，将听任孩子哭闹的时间"缩短"到了15分钟。他们声称，在缩短时间后，该方法甚至能够帮助六个月大的宝宝戒断夜奶，养成整夜安睡的习惯。这个方法听起来简单易行——只要遵守一定的行动计划，下定决心不理睬烦人的哭闹，坚持几天，宝宝就能学会自己睡大觉！但是，事实真是如此简单吗？

◆ **费尔波哭睡法**

"费尔波哭睡法"是儿科医生理查德·费尔波博士所发明睡眠训练法的俗称。80年代中期，他发明了这种方法，对一岁以上的幼儿进行训练，借此来解除通宵难眠的新手父母所承受的巨大压力。费尔波建议父母将孩子单独安置在宝宝自己的卧室里，在固定的时间内不要对孩子的哭闹做出反应，最初可从3分钟开始，逐渐地将时间延长，直至30分钟。只有坚持到了规定时间后，才能进宝宝房安慰孩子，在短暂的安慰之后必须再次离开宝宝房。只要坚持这样做，最多14天之后，宝宝就应该能够学会自己入睡了。

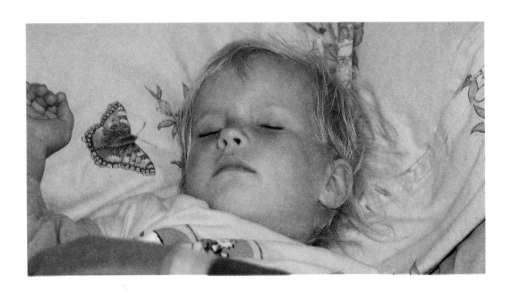

一岁以内，拒绝"哭睡"！

很多所谓的"睡眠宝典"都推荐家长从宝宝六个月起就使用较温和的"费尔波哭睡法"。殊不知，由于感知系统的发展尚不健全，婴儿并不能正确理解并加工父母想要传达的信息。无论是婴儿的逻辑思维，还是通过自身行为的结果来学习的能力都是慢慢形成的。因此，对于一岁以下的婴儿来说，"费尔波哭睡法"所采取的行为模式几乎可称为"虐待"。

当一个几个月大的宝宝在无助地哭泣叫喊，却得不到任何回应的时候，他幼小的心灵会产生什么样的变化？我们根本就无从得知！事实是这个月龄婴幼儿的生活与成长完全依赖于父母本能、及时的回应。因此，对婴儿有求必应并不会将他们宠坏。因为几个月大的婴儿还不具备控制父母的认知能力。

恰恰相反，父母的迅速回应不仅有益于亲子关系的建立，还能够促进幼儿最初自信心的养成和发展。

此外，我们还应该注意一个问题，那就是：六个月大的婴儿是否真的需要学会在夜间睡整觉？当然，如果婴儿能够整夜安然熟睡，父母就会轻松很多。但这真的符合婴儿自然行为的规律吗？

实用小贴士

●被吵醒时怎样控制情绪

很多父母在孩子半夜多次醒来或不愿再睡时会产生厌烦情绪，但大多数人都羞于承认这种感觉。其实，产生这种情绪是正常的，我们非常能够理解家长的感受。关键在于，我们该怎样消除自己的怒气。父母们不妨试试这种方法：不要马上反应，先静静地做几次深呼吸，边做边提醒自己，宝宝是无法克制自己行为的，明天早上世界就会焕然一新了。

学习睡眠

睡眠学习是精神与身体的双重发展过程。这一过程与大脑的发展是紧密相关的。婴儿睡眠时的REM阶段数量远高于成人，所以宝宝的睡眠不如成人安稳，夜间也更容易醒来。这种特点是符合自然需求的。因为只有这样，宝宝才能及时感知自己是否饥饿，或呼吸是否顺畅。

所有睡眠专家都一致认同，每个幼儿的睡眠问题都各具特色。父母必须寻找到适合自己家庭和亲子关系的解决方法，而不是用死板的睡眠训练和行为计划来限定自己和宝宝。在解决睡眠问题时，年轻的父母不仅需要倾听自己内心的声音，还需要胸怀创意和勇气。

年轻的父母应该学会灵活掌握宝宝的睡眠行为，生搬硬套固定的睡眠训练模式是没有意义的。因为任何固定的训练计划都不可能完全符合宝宝自身独特的需求。即使您心中急于培养宝宝的睡眠习惯，也不要给自己太大压力，一味盲从所谓的睡眠训练计划。

整晚安眠，保持干净，学习说话——宝宝总有一天会全部掌握这些技能。如果自家的宝宝比朋友的孩子需要的时间更长，父母也无需担心。而应该给宝宝以充裕的时间，耐心等待他们的成长，不要一味地与别人比较。这样才能为宝宝创造轻松的成长氛围。

实用小贴士

●休息的重要性

婴幼儿的感知就如同地震监测仪一样灵敏。家庭气氛哪怕只发生了细微的变化，他们也能够觉察到。如果妈妈整日感到紧张焦虑，宝宝必然会感染到这种情绪，继而影响到他们的睡眠质量。所以，如果您心情不佳，请务必抽出时间休养生息。只有这样，我们才能精力充沛地投入到家庭的日常生活中去。

不必训练，也能安眠

我们决定改变孩子习惯的时候就应该认识到，孩子是不可能乖乖地接受我们的安排的。无论我们采取什么方法，他们总会拒不执行，甚至哭闹不止。但是，父母可以让孩子哭多久，在什么情况下哭，孩子达到多大年龄以及哭闹时是否有人陪伴，不同的做法对孩子造成的影响是千差万别的。

其实，我们完全可以采取一些温和的方法来帮助孩子"学习"睡觉，孩子也不必涕泪涟涟。"睡眠学习法"并非是让孩子学习安眠的唯一途径。事实上，我们应该首先认真并积极地实行那些温和的方法。除非这些办法全不奏效，否则不要轻易使用"哭睡法"。上文第11页中已经为大家介绍了一些营造轻松、安静睡眠环境的方法。

其实，所有行为训练法的核心都在于对计划的坚持执行。如果父母能够在日常生活中就让孩子习惯自己坚持到底的行为方式，就没有必要采取所谓的专门训练法了。只要在日常的教养中坚持培养孩子规律的行为节奏，我们就会发现，所谓的"睡眠训练法"完全是多余的。

实用小贴士

●睡眠训练是否必要？

所有睡眠训练的对象都是儿童。但是，如果我们对日间的作息或入睡程序加以改进，是否就能自然而然地改善孩子的睡眠质量呢？如果孩子无论如何不肯睡觉，父母必然会感到紧张烦躁。而孩子又对情绪的变化十分敏感，他们的行为会直接反映出主要看护人的态度和环境的变化。有时，让其他人带孩子上床反而会收到更好的效果。如果没有其他人帮我们看护孩子，那么我们就要调整好自己的状态。我们可以抽空泡个澡，或做些自己喜欢做的事，只有充分地养精蓄锐，我们才能精神饱满地迎接新一轮的压力和挑战！

不哭不闹乖乖睡？

孩子不哭不闹就能乖乖地自己上床睡觉，这是所有父母都梦寐以求，却很难实现的愿望。如果孩子必须改变自己的睡眠习惯，又不能按照自己喜欢的方式入睡，他们当然会伤心地哭闹。但是，如果我们希望情况有所改善，那么无论是父母还是宝宝都要经受转变所带来的不适。

从本页起到第118页，我们会为父母们介绍几种安眠方法。与上述的"睡眠学习计划"不同的是，我们的方法会以婴幼儿的需求为基础，根据儿童发展的不同阶段循序渐进。

宝宝一哭闹，大部分的父母就会马上来到宝宝面前进行安慰。父母无需顾虑自己这样做会骄纵宝宝。我们可以确定，这个月龄的宝宝还不会为了操纵或惹恼父母而故意哭闹。他们之所以哭闹，是因为他们还不会用其他的方式来自我表达。这时，宝宝的心中非常无助，他们需要父母的支持和安慰。

宝宝的需要

以下几点是父母必须了解的基本常识：

·为宝宝营造一个理想、舒适的睡眠环境：室内一定要保持无烟环境。将夜间室温维持在16~18摄氏度，这时，宝宝躺在温暖的睡袋里睡得最香。

·提前告诉宝宝，我们马上就要上床睡觉了。

·每天都花5~10分钟来建立一套固定的入睡程序：给宝宝唱首歌，与他一起读本故事书或用手指做游戏都可以。

·尽量在宝宝清醒的时候把他放到自己的小床上去。这样，宝宝就会意识到这是他入睡的地方。如果宝宝夜间醒来，他就能马上认出自己正躺在自己的小床上。这一点开始时可能不容易做到，因为宝宝经常会在父母怀里或者背巾里睡着。这也没有关系。不过，只要一有机会，父母就应该勤于尝试。

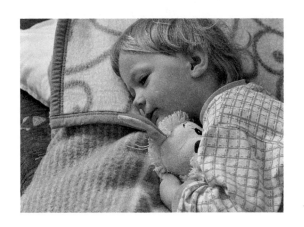

·如果宝宝开始哭泣，父母应该马上来到他身边予以安慰。但是，我们不必马上将宝宝从小床中抱出来。父母应该努力先用温柔的话

语和抚摸来安慰宝宝。如果这样不奏效，再将宝宝抱起来安慰。

·宝宝一恢复平静，就马上让他躺回小床中去。

入睡前的道别语

父母可以想一句话，把它当作入睡程序最后的道别语。比如，我们可以说："现在，好睡吧！做个好梦！"在入睡程序结束时，父母应该轻柔平静地说出这句道别语，然后坚决地离开房间。

如果宝宝哭闹着表示反对，我们可以马上回到孩子身边安慰他。在宝宝恢复平静之后，再次柔和但坚定地说出道别语，随即坚决地转身走出房间。

开始，在宝宝睡着前，父母可能需要多次重复上述的程序。但是坚持一段时间之后，您就会发现，宝宝几乎一听到道别语，小眼皮就会开始打架了。这套方法简单易学，从宝宝半岁开始，家长就可以开始放心使用，实行起来也没有什么难点。唯一的困难可能是宝宝开始时哭闹的声音太大，听不清道别语句。这时，父母要先安慰宝宝，让他恢复平静。等宝宝愿意听父母说话后，再对宝宝说出道别语。

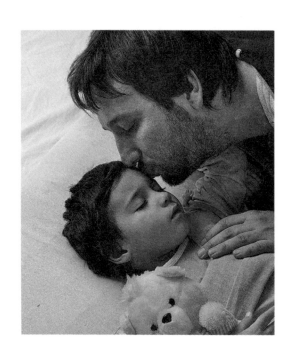

妈妈陪着我

从大约两岁起，孩子可能会忽然对一个人入睡发生抵触情绪。他可能会要求妈妈拉着他的手或陪在他身边，直到他睡着为止。这时，父母应该仔细观察宝宝日间的行为，争取找出导致这种变化的原因。他是不是感到了分离焦虑，是不是白天也一直粘在妈妈的身边？他的生活中是否发生了重大的变化？他是不是害怕有坏人或鬼怪闯入家门？

当然，孩子不会那么容易就能让妈妈离开房间。这时，我们可以尝试让宝宝和我们一起决定离开房间的程序。当宝宝觉得自己能够做主的时候，往往比较愿意接受新的变化。

实用小贴士

● **离开宝宝房的小窍门**

· 拉住宝宝的手

· 在宝宝的床头站一会儿

· 然后走到宝宝的床尾站一会儿

· 走到门口站一会儿

· 走出房间。大约一分钟后再来看看宝宝，简短地说一声"晚安"

· 如有必要，重复上述步骤，直至宝宝睡着

变走大妖怪

你会发现3~5岁的小朋友常常沉浸在充满了仙女、骑士、恶龙、精灵和巫师的魔幻世界中。儿童喜爱魔法故事，这些形象和情节也经常出现在他们的想象世界中。

这个年龄的幼儿有时会忽然觉得柜子里藏着一只大妖怪，因此吓得睡不着觉。在孩子心里，妖怪是真实存在的！无视孩子的这种心理或嘲笑他们胡说八道是无法帮助孩子消除恐惧的。

请记住，魔幻世界的事情最好也用魔法来解决。下次如果孩子再提起妖怪或坏人，我们就可以和孩子一起用魔法将这些"闯入者"变得无影无踪！

实用小贴士

●咒语的魔力

自己发明一句咒语，教孩子和您一起念。如："快来，快来，小神仙，妖怪马上变不见！"

也可以用薰衣草精油、小花或金银粉代替精灵花粉，自制一种"驱怪药水"。把药水放在床边，洒在床周围、窗台上或孩子觉得重要的每个角落。

避免拉锯战

两三岁的孩子开始意识到自己拥有权力、思想和力量。他们的智力、语言和社会能力都有了明显的发展。孩子会意识到，他们说"不"的时候最能引起身边人的反应。其实，孩子在说"不"的时候并非不想刷牙、不想上床或不想吃饭，他们只是想借此表达自己的决定或选择的愿望。

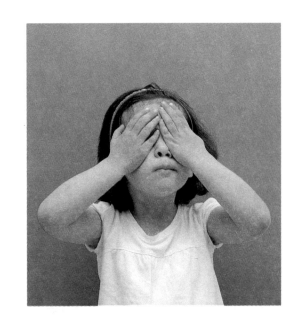

之所以会有这种行为，是因为孩子感到自己在生活的各方面都越来越得心应手，他们迫切希望尝试自己的能力。如果从这个角度出发，孩子这种"试探底线"的行为其实也具有积极的意义，这是他们向自由迈出的试探性的一步。

身为父母，我们当然不能无限制地满足孩子的要求。我们应该让孩子懂得，有些规矩必须遵守。只要是事关安全或健康，就绝对不能讨价还价，因为这对他们自己也至关重要。

即使如此，父母也应该随着孩子年龄的增长不断调整所定的规则：有些规则可以偶尔破例，有些规则则要取消。同时，父母还要注意新订立的规则是否行之有效。

如果意识到，孩子拒绝喝水、不能入睡或者害怕黑暗的背后另有原因，父母也不必着急，要对孩子的行为表示出明确的态度。

父母可以偶尔让孩子破一次例，并且在事后平心静气地考虑一下，目前已经习惯的入睡程序或其他既定的规则是否需要进行一些调整了。

不过，父母有时也应该抛弃顾虑，坚持到底。对于那些非常重要的规则，无论孩子怎样哭闹不休，也不能轻易妥协。不过，即使孩子的吵闹令人烦躁，父母也应该保持平静坚定的态度。

一锤定音的作用

如果和孩子的拉锯战陷入了僵局，而孩子也很累了，父母可以明确要求结束争执。爸爸妈妈可以坚决地对孩子说："好了！说了半天了。现在回到你的房间里去。照我说的做！有什么话明天再说。"有时，这种方法不仅更有效率，而且避免了口舌之争。父母不用担心这样做会让自己无法与宝宝成为知心朋友，孩子需要服从明确的权威，这样他们才能感到安全。

拥有"权威"并不意味着成为"独裁者"。即使使用民主的教育方法，父母依然应该清晰地意识到，自己有必要捍卫正确的教育理念。身为父母，我

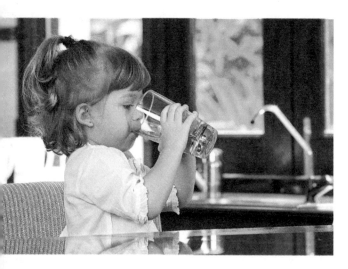

们必须懂得制定准则。经常性地拉锯战，或总是需要去选择的感觉，会令孩子感到无所适从。

"我"的信息

从三四岁起，儿童就具备了体会自身或他人感受（悲伤、疲倦、恼怒、快乐等）的能力。父母应该明确

地向孩子表达自己的感受："妈
妈真的很累，想休息一会儿。
所以，你自己安安静静地玩一
会儿吧！"

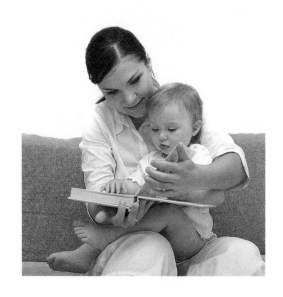

　　需要注意的是，父母在
对孩子提出要求时，应该使用
积极的表达方式。如果孩子每
晚都因为上床睡觉而闹别扭，
父母就不妨提前表达出自己的
想法。例如在吃晚饭时对孩子
说，爸爸妈妈觉得保持和谐、
友爱的气氛非常重要。平静地征求孩子的意见，问问孩子，怎样才能让他乖
乖地上床睡觉。这时，我们往往会惊讶地发现，孩子想出的办法居然那样地
充满创意。

他人的意见

　　如果您不喜欢孩子的某些睡眠行为，有时，换用他人，如邻居的视角可
以帮助您更清楚地认识到目前的情况。换位思考往往能让我们找到令人惊喜
的解决办法。

发现孩子的好意

　　假设，您的宝宝躺在小床上，三番五次地叫您去陪。一会儿说想喝水，
一会儿说睡不着，一会儿又说自己做了噩梦，等等。孩子和您都越来越烦

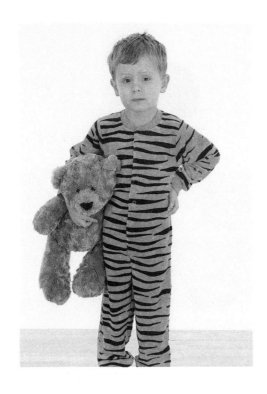

闷，越来越气恼。这时不妨换个角度想一想：即使孩子的这种行为并不恰当，但他们的意愿其实是好的。孩子或许只是想和妈妈更亲近一些，除了反复喊妈妈过来以外，他们还不懂得其他的表达方法。父母应该学会发现隐藏在孩子恼人行为后的积极意图。

与其怒气冲冲地想："这孩子怎么那么缠人！"不如平心静气地告诉自己："宝宝今天特别想和我在一起。"这样，您对待孩子的态度也必然会发生极大的转变。

拥抱愤怒的宝宝！

当人们感到束手无策或情绪发生剧烈波动的时候，往往很难理智思考，反应也会失控。父母应该尽量理解孩子的感受，试着接近或拥抱宝宝，即使不成功也不要放弃。正在发脾气或闹别扭的孩子往往听不进任何道理或劝说。他们会大发脾气，固执地坚持自己的想法，把情况搞得更糟。

这时，如果父母不积极行动，僵持的气氛必然难以打破。

父母应该设身处地地感受孩子此时的情绪。不要理会孩子在愤怒时的攻击行为或语言，应该体会孩子目前的感受，找出他们真正的需求。

改换情境

　　另一种缓和气氛的办法是，给孩子另外一种选择，让他们离开房间，改变当前所处的情境。父母可以这样对孩子说："来，咱们洗洗脸去吧。哭了半天，小脸儿都花了。"父母可以通过这种方式与孩子进行温柔的身体接触。

　　这样，就可以打破僵局。如果孩子不愿接受建议，也不要气恼。过一会儿再问一遍："现在咱们去洗洗脸，怎么样？"

实用小贴士

●**换换姿势，透透气**

　　有时，仅仅改变一下身体的姿势，我们就能缓和孩子和自己的对峙。孩子闹脾气的时候常常和父母面对面地站着，就像要决斗一样。这时，父母不妨活动活动，打开窗户说："爸爸妈妈得呼吸点儿新鲜空气了。你呢？"您会发现，这个简单的动作会令自己的情绪马上发生改变。刚才和孩子间的紧张气氛马上就缓解了！

温柔哄睡，做个好梦

在很多家庭里，讲故事都是睡前必备的环节。在安静平和的氛围中，孩子最容易接受上床的建议。如果睡前的时间比较宽裕，我们还可以和孩子一起玩幻想旅行或按摩游戏。这样也能令宝宝轻松入睡，在甜甜的梦乡里安然度过整个夜晚！

按　摩

给孩子做个愉快的小按摩。您可以一边按摩，一边给孩子讲个有趣的小故事。

不光是婴幼儿，年长一些的孩子也喜欢这种游戏。父母可以一边讲动物园的故事，一边给孩子按摩背部，同时用手模仿各种不同的动物。这个游戏需要父母和孩子一起发挥想象力和创造力。如果父母觉得编故事太难，也可以给孩子讲述自己经历的事情，比如开车旅行等。讲述的时候可配合情节的变化改变手部的动作。

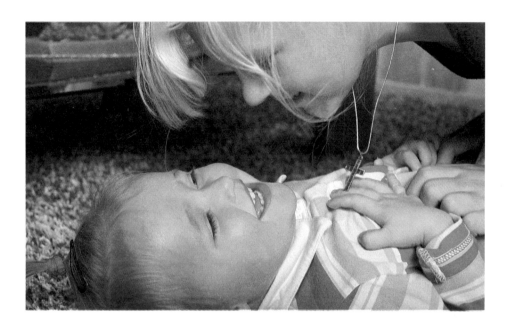

手指游戏

　　手指游戏能够通过游戏的方法将节奏、语言与身体动作完美地结合起来。例如，爸爸妈妈可以和较小的宝宝一起玩"大钟摆摆"这个游戏。轻轻用双手抓住宝宝的小脚，再模仿钟摆的样子，按照一定的节奏带着宝宝的小脚左右摆动。一边摆动，一边念歌谣：

　　大钟摆摆摆，

　　叮－当，叮－当，叮－当，叮－当。

　　小钟摆摆摆，

　　叮当，叮当，叮当，叮当。

　　手表走啊走，

滴滴，嗒嗒，滴滴，嗒嗒。（此时略微提高声音）

报时小鸟飞出来，

咕咕，咕咕，咕咕，咕咕。（此时，将宝宝腿分开，做捉迷藏状）

小闹钟也一起响，

叮铃铃，叮铃铃，叮铃铃。（此时带着宝宝的小脚轻轻画圈，用手轻轻在宝宝脚上挠痒）

沙漏声音特别轻，

嘶——嘶，嘶——嘶，嘶嘶嘶！"（此时放轻声音，左右手交替轻轻抚摸宝宝，从肩部至腹部和胯部）

幻想旅行

在结束了一天的丰富生活后，幻想旅行的安静画面特别适合帮助宝宝放松身心。如果之前从未玩过这个游戏，可以一开始将旅行画面描述得非常细致具体。在熟悉了游戏之后，爸爸妈妈就可以给孩子足够的时间，让他们自己来想象画面，在画面中加入自己自己喜欢的味道、声音和图像。千万不要急于求成！开始的时候，爸爸妈妈可能对幻想旅行很不习惯。因为它与晚安故事这类常见的安眠方式非常不同。但是循序渐进，您就会发现，这种方法能够很快让宝宝放松身心。

玩幻想旅行游戏需要注意以下几点：

·游戏前和游戏中都要为宝宝营造一种安静、放松的氛围。

·如果宝宝对幻想旅行不感兴趣，千万不要强求。无论宝宝想不想参与游戏，想参与多少，都要尊重他的意愿。

·描述时尽量放慢语速，拉长间隔（下文用⧗表示），让宝宝有时间在脑海中勾勒出一幅鲜活的画面。

·选择适合宝宝年龄的故事和画面。

·爸爸妈妈应该尽量将故事记下来，讲故事与读故事的效果非常不同。

小熊布鲁诺的故事

今天，我来给你讲一个小熊布鲁诺的故事。布鲁诺长着一身软软的、⧗棕色的皮毛和一个可爱的、黑色的小鼻子。它今天和好朋友一起玩儿（此处可以加入您的宝宝常做的游戏）……晚上，布鲁诺玩得累极了。他爬进自己的树洞里，躺在了自己的小床上。小床上铺着浅绿色的苔藓和五颜六色的树叶。⧗布鲁诺最喜欢躺在这张小床上了。它用苔藓和树叶将自己盖了起来，只露出黑色的小鼻子。真舒服啊！⧗⧗它打了一个大大的呵欠，开始安静、均匀地呼吸。一吸，⧗一呼，⧗一吸，⧗一呼。⧗⧗它的小肚子随着呼吸一会儿鼓得圆圆的，一会儿又瘪了下去。⧗⧗小熊布鲁诺躺在树洞里，这里又安全，又能遮蔽风雨。⧗

不一会儿，布鲁诺的眼睛就慢慢地闭上了。它梦见了一大桶蜂蜜，还有郁郁葱葱的草地。⧗⧗现在，你也快快闭上眼睛，做个

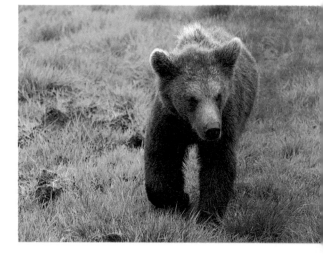

好梦吧。也许你能碰上小熊布鲁诺呢？好好睡吧，晚安！

当然，我们也可以自己编故事讲给孩子听。这样更能符合孩子的不同需求。下面是一些便于发挥想象的创意：

- 乘坐热气球飞跃草地和森林
- 跟小美人鱼一起去海底探险
- 和小鸟一起飞翔
- 像小蝴蝶一样在花丛中翩翩起舞

改进的睡眠训练方案

万一上述方法都没有奏效呢？如果真是这样，那么就只好考虑使用前文所用的"睡眠计划了"。不过，无论是"开关门法"还是"弗莱堡沙钟法"，父母都必须认识到，即使是改进后的睡眠计划也可能会为您和宝宝带来不小的负担。

因此，在执行"睡眠训练计划"的时候，父母应该注意以下几点：

·"睡眠训练计划"至少要等孩子一周岁以后才能使用。

·实施之前，请务必先去找儿科医生或幼教专家咨询一下孩子的睡眠问题。在咨询过程中，专业人员可能会和父母一起找到其他的办法来帮助孩子整晚安眠。

·确定孩子的睡眠问题不是由身体或精神方面的原因引起的。只有在孩子身心健康的前提下，睡眠训练才能启动。

·亲子关系要亲密，不能受到任何干扰。孩子的生活环境不能发生或即将发生较大的变化。

·如果孩子在睡眠训练过程中生病，父母应马上中止训练。如果孩子在日间面临着和父母分别的情况，又表现出明显的分离焦虑，也绝不适合进行睡眠训练。

·睡眠训练有时确实可能获得出人意料的成功，但它不能解决所有的问题。它并不一定适用于所有的孩子、情况或父母，它也不是解决问题的唯一之道。

·开始训练前请仔细考虑，自己和孩子是否能够接受训练的要求，是否能够一起将"哭睡法"坚持到底。

·最后，再次回想，自己是否真正认真尝试过了所有温和的方法？使用温和的方法来彻底改变孩子的行为需要一定的时间和耐心。只有在孩子的睡眠问题非解决不可的情况下，我们再考虑采用睡眠训练法。

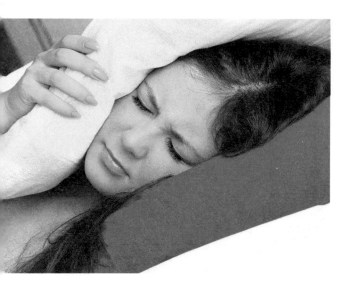

开关门法

"开关门法"是一种解决睡眠问题的应急方法，但这种方法只能偶尔为之。而且，父母必须百分之百地确定孩子能够明白自己的意图，否则最好不要使用这种方法。对未满三岁的幼儿绝不能使用这种方法。

五岁的诺亚总是在凌晨4、5点钟的时候醒来，然后爬到爸爸妈妈的床上去。渐渐地，他醒来的时间越来越早。最后，他在午夜时就会起身爬到爸爸妈妈的床上与他们同睡。诺亚父母的睡眠质量变得越来越差。他们决定改变现状。他们告诉诺亚，爸爸妈妈的床太小，三个人整晚挤在一起太不舒服。

他们规定，诺亚以后必须等到早上才能过来和爸爸妈妈同睡。开始时，情况还比较乐观。诺亚虽然晚上会醒来叫妈妈，但只要妈妈唱首摇篮曲，他就会平静下来，继续入睡。但不知从什么时候起，哄诺亚再次入睡需要的时间越来越长。他常常跟妈妈讨价还价。一天晚上，诺亚彻底闹起来了，他无论如何都不愿意待在自己的小床上。他不仅威胁妈妈说，自己要大声尖叫，把所有人都吵醒，还说了很多乱七八糟的骂人话。妈妈只要一离开他的房间，他就起身下床，走出房间，站在走廊里大声尖叫。妈妈要是将他送回小床上，他就又会从头闹起。

妈妈把他抱回床上的时候，诺亚总是使出全身的力气挣扎。最后，妈妈实在没办法了。她告诉诺亚，因为他要大声尖叫，还要把所有人都吵醒，所以她不得不把儿童房的门关上。诺亚大发脾气，他打开门，又大声叫了起来。妈妈再次把他抱回床上，对他说："我不想吵醒所有的人。只要你站在门边，我就不开门。除非你回到小床上，好好跟我说话，我才会把门打开。"

诺亚一边踢门，一边大声地叫喊。妈妈把门打开，重复了一遍刚才的要求，就迅速地把门又关了起来。大约过了10分钟，房间里传出了诺亚愤怒的喊声："我坐在床上了！开开门吧！我要到你们那边去！！！"妈妈打开门说："很好，你现在坐在小床上了。但是你还是在大声喊。"说完，她又关上了门。又过了大约2分钟，妈妈听见诺亚说道："妈妈，你在吗？我不闹了。"于是，妈妈马上走进房间，为诺亚唱了一首晚安歌曲，小人很快就睡着了。以后，诺亚夜间醒来的次数明显减少了，即使醒来，他也会听着歌很快再次入睡。

在这个例子里，诺亚直接感受到了自己行为所带来的结果。他能够意识到，门的开关是由自己的行为决定的。因此，他最终安静了下来。在这个例子中，"开关门法"起到了预期的作用。但导致诺亚做出这种行为的根本原因是什么呢？他为什么总要在晚上凑到父母的身边去呢？

这种方法并不能找到问题的根本答案。因此，这类方法只能在迫不得已的时候偶尔使用。

此外，父母还要注意到，即使孩子的行为令人难以容忍，即使我们制定了严格的规矩，我们也要让孩子明白爸爸妈妈是尊重他们的。因此，我们在说话的时候要放轻声音，不要一味迁怒和指责。尽量平和明确地告诉孩子，我们对他及眼前情况的感想，还要清楚地说明，我们希望看到什么样的表现。只有这样，孩子才能摆脱困惑，理解我们的意图并作出适当的反应。

弗莱堡沙钟法

"弗莱堡沙钟法"源自费尔波睡眠训练法。不过，儿童心理学家乌尔里希·拉本施拉克博士对等待孩子叫喊的时间作出了一定的修改。他的方法规定，孩子哭闹的时间间隔最长为9分钟。因此，与15分钟或更长的间隔时间相比，这种方法更为温和。但是，即使只有9分钟，孩子和父母也会觉得这是漫长的折磨。所以这种方法必须等到孩子满周岁之后才能使用。在开始训练

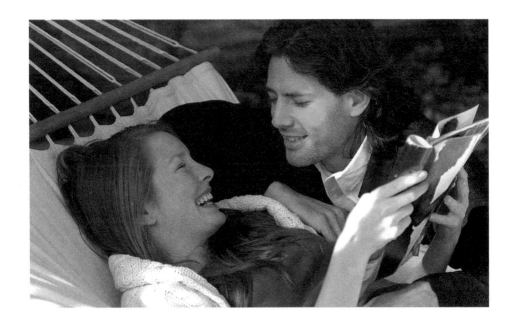

的年龄上，拉本施拉克博士的方法明显区别于幼教作者安妮特·卡斯特－察恩和儿科医生哈特穆特·莫根罗特博士的主张。在后二者共著的《每个孩子都能好好睡觉》一书中，他们认为婴儿从六个月开始就可以接受行为训练了。

"沙钟法"的前提

根据拉本施拉克的建议，如果想使用"沙钟法"，父母就必须注意以下几个方面：

·宝宝必须满一周岁才能接受这种训练。

·这种方法只能作为一种应急方法偶尔使用。

·必须在儿科医生的指导下使用这种方法。儿童必须完全健康，并且不能具有分离焦虑。

·在实施训练的时候，父母的意见必须保持一致。

·训练时间会持续两到三周，所以，在采用本方法之前，父母必须做好心理准备。

对于缺觉的父母，特别是睡眠质量严重受扰的母亲，拉本施拉克博士提出了如下的补眠建议：

第1步：抓紧一切时间补眠。妈妈要尽量利用白天的时间睡觉。每周至少两次让配偶来"值夜班"。

第2步：定期为自己安排休息时间。休息的时候请别人帮忙带孩子，尽量只做自己喜欢的事。这样，父母对孩子半夜吵闹或其他睡眠问题的耐受能力就会增加。有时，摆脱了缺觉困扰的父母甚至不必再使用沙钟法对孩子进行训练。从上文介绍的训练前提中我们可以看出，沙钟法训练远非轻易使用一种方法就能解决孩子的睡眠问题那样简单。只有当父母无计可施的时候，才能够将这种方法作为应急方案，以此避免如体罚、暴怒或类似情况的发生。

虽然本书作者并不推荐这种方法，但如果宝宝已经年满一周岁，父母也可以偶尔使用这种方法来解决问题。这种方法为父母提供了一张《训练时间表》，其中对让孩子哭喊和安慰孩子的时间做出了明确的规定。这样，父母只要简单地照表实行就可以了。在这里，我们会对这一方法进行简单描述。随后，我们还要向大家介绍一些批评意见和质疑的声音。

经过改进的弗莱堡沙钟法

使用这套训练法时，父母应该按照平日的入睡流程，在安静平和的氛围中让孩子躺在床上准备入睡。关上房间里的灯，只留下一盏小夜灯。随后，父母就应该离开儿童房，无论宝宝怎样大发脾气或哭泣恳求，都不要做出反应。3分钟（沙钟漏完一次）之后，宝宝的主要监护人可以回到房间里。监护人有3分钟的时间安慰宝宝，让他恢复平静，但不要将宝宝从小床里抱出来。

随后，监护人再次离开房间，6分钟之后再回到宝宝身边。这次的安慰时间最多依然只有3分钟。一般情况下，在哭喊了这么久之后，宝宝应该又困又累了。如果宝宝还没有睡意，就反复重复这一步骤，直到宝宝睡着为止。有时，特别是在第一天里，这一过程可能会持续一个小时之久。第二天，我们可以把等待宝宝哭喊的时间延长到6分钟，从第三天起，可以延长至9分钟。拉本施拉克博士认为，9分钟的间隔是家长和孩子（尚且！）能够忍受的上限。

拉本施拉克博士认为，如果坚持9天之后情况没有发生改善，父母就应该暂停训练。这类"睡眠训练法"制定了严格的行为计划。在大部分的情况下，此类方法都能获得显著的效果。即使是一岁以下的婴儿，也能在接受训练6至14天后表现出预期的行为（如不需要帮助就能自己入睡）。但是，大家对这种方法的争议颇多。很多专家认为，虽然婴幼儿看似通过这种方法学会了不哭不闹，但妄下结论是非常武断的。这种结果其实只是一种条件反射，而非学习过程。因为学习必须以理解为前提。只有理解了所学的东西，并且有能力将新学的东西与已有的知识进行分类，这一过程才能被称为"学习"。

而这种方法训练出来的只能称之为习惯。宝宝习惯了无论怎样哭叫也没有人来的情况。问题在于，我们是否真的愿意让宝宝养成这种习惯？是否真的应该让宝宝将这种绝望无助的感受记录在他宝贵的经验系统中？

归根结底，宝宝哭喊的根本意义在于让父母意识到孩子陷入了困境，从

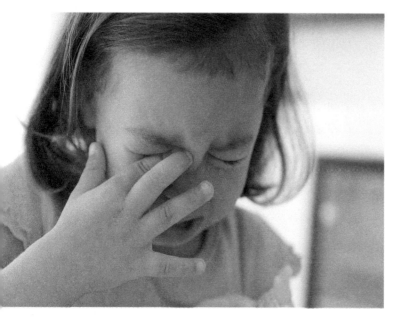

而能够不遗余力地帮助他解决困难。如果我们对宝宝的哭闹置之不理，无异于在他们感到无助和恐惧时雪上加霜。

幼小的宝宝心中只有眼前和当下的概念。他不能忍受任何挫折，也不知道当自己的需求无法实现时，他可以耐心地等一等。幼儿最早也要从两岁起才会逐渐明白这个道理并形成时间的观念。因此，我们在这里要再次提醒大家："睡眠训练法"绝不适合一岁以下的婴儿。如果我们经过深思熟虑，决定使用"弗莱堡沙钟法"等方式对宝宝进行行为训练，那么一定要采用官方给出的正规时间训练表。当然，我们也可以缩短间隔的时间，每隔一两分钟就到孩子身边看一看。

缩短时间是否真的能让训练更加"温和"，更加易于接受呢？这个问题还有待研究。不过有一点毋庸置疑的，如果缩短了间隔时间，父母和孩子在哭闹时都可以少受一些折磨。

实用小贴士

●睡眠记录

　　"我的宝宝怎么总是哭个不停！""我的孩子从来也睡不了整觉！"每位父母恐怕都曾经有过这样的想法。正所谓"不识庐山真面目，只缘身在此山中"，当我们被某种情况困扰的时候，自然很难清晰、客观地去做出评判。因此，将孩子睡眠与哭闹的时间记录下来就不失为一个实用的办法。坚持至少一周的时间，每天都将孩子哭闹、睡觉、玩耍与进食的时间记录下来。通过详细的睡眠记录，我们就可以方便地对孩子的睡眠问题做出诊断与分析。记录中显示的睡眠问题可能很快就会得以消除。另外，我们也会看到，宝宝的哭喊行为确实得到了一定的控制。我们在附录中为您提供了一份睡眠记录的模板，父母可以照此模板对小宝宝的睡眠情况加以记录。

入睡前的想象故事

对于已经习惯了用讲故事做睡前放松的大孩子，我们在讲故事的时候可以为他们留有更多的自由空间，让他们自己用想象来填补空缺的画面。在讲故事的过程中，要留出更多的间隔时间（间隔的时长根据间隔符号🕐的数量来控制）。

海边漫步——想象之旅

我们来到海滩上散步。你可能见过这片海滩，也可能是第一次来到这里。🕐现在，看看沙滩上美丽的风景。目之所及，我们能够看到细沙，🕐蓝天🕐和辽阔的海面。🕐🕐🕐你看到什么了？🕐🕐🕐脚下的沙滩暖洋洋的。🕐🕐🕐你能闻到大海的味道吗？🕐🕐我们能够听到海水的涌动声，还能看到海浪翻滚着冲上沙滩，又渐渐地退回海中。🕐🕐

现在，吸气，🕐呼气，🕐保持平稳的呼吸。🕐🕐🕐对，就像海浪一起一落地拍打沙滩一样。🕐🕐🕐海浪涌上沙滩，我们就吸气；🕐海浪退回去，我们就呼气。🕐🕐🕐🕐让我们一起随着海浪的节奏呼吸。🕐🕐

现在，你会感到又轻松，又宁静。░阳光抚摸着你的皮肤，温暖着你的小脸、░肚子░和双腿。░░不管你的脑子里想到了什么，都不要再想，让海浪将你的烦恼带走。░░░你只需要安静地呼吸。░你会感到自己已经很累了。░░我们躺在温暖、柔软的沙滩上。░░躺在细沙上多舒服啊，又温暖，又柔软。░░听着波涛的声音，░阳光温暖着身体。░安静、平稳地呼吸，░一吸，░一呼。░现在，闭上眼睛，好好睡觉吧！░░做个好梦，晚安！

05

第五章
特别的睡眠问题

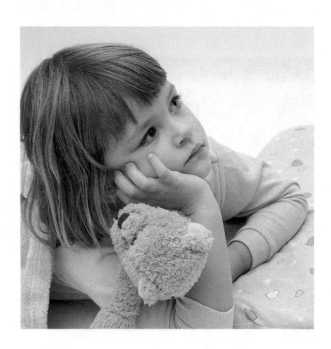

严重的睡眠问题

一般情况下，幼儿在最初的一两年内就能自己学会睡整觉。但宝宝也可能会养成一些不良的入睡习惯，并逐渐发展为影响入睡或整晚安眠的问题。

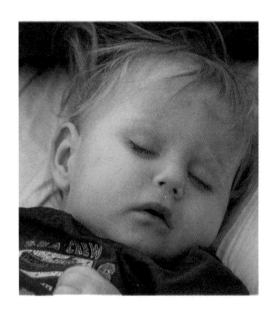

婴儿的睡眠问题

如果宝宝已经满六个月，每周有4个晚上醒来的次数还要超过3次，每次醒来的平均时间超过20分钟，且没有父母的安慰就无法再睡——这时，宝宝的睡眠就出现了问题。在使用了上述的方法后，如果睡眠问题还没有好转，那么父母就需要请教儿科医生了。

幼儿的睡眠问题

如果发现孩子白天忽然变得心不在焉、无精打采、经常哭闹，或是身体莫名亢奋、攻击性增强，父母就应该想到，孩子可能在夜间睡得不够或不好。对于年长一些的孩子，父母常常根本意识不到他们睡得太少。一旦发现孩子缺乏睡眠，就应该马上想办法解决这个问题。因为长期缺觉会严重影响孩子的智力发展和身心成长。有必要时，父母还可以请儿科或全科医生提供专业的帮助，或向育儿专家寻求帮助。专业人员能够对孩子的睡眠习惯和家庭情况做出客观判断，发现问题并且帮助父母迅速地解决问题。

实用小贴士

●不同年龄的睡眠时间

父母应该注意观察，看看孩子的睡眠是否能够达到该年龄阶段所需的时间。要计算孩子的纯睡眠时间，睡觉前的固定程序或哄睡需要的时间不应计算在内。

特别的睡眠障碍

除了"家庭常见"的睡眠障碍以外，幼儿睡眠时还可能出现其他现象，如磨牙、梦游或睡眠呼吸暂停综合征等。大部分的睡眠障碍都没有太大的危害。它们会随着孩子的成长逐渐改善。下面我们将为大家介绍几种常见的睡眠障碍、其成因以及应对办法。

难以入睡

六岁左右的孩子在入睡时可能会遇到困难。有时他们并不是不想睡觉，而是真的睡不着。他们像成人一样躺在床上翻来覆去，脑子里充满了各种想法和恐惧，无论如何都挥之不去。学龄前的幼儿常常会害怕妖怪或坏人，而上学后的孩子则会怕黑。这时，父母千万不能对孩子的恐惧置之不理！

我们可以为孩子点一盏小夜灯，为他们营造出熟悉、安心的睡眠环境。这样，孩子就不会觉得孤单或没有安全感了。毛绒玩具也能起到很好的安慰作用。如果孩子还是睡不着，父母就应该找出令孩子忧心忡忡的原因：是学校的压力太大？还是与朋友吵架了？或是害怕失败？这些都可能导致孩子的睡眠障碍，父母要仔细留意日间和晚间所发生的一点一滴。即使孩子已经上了小学，父母仍然应该坚持晚上的入睡程序和习惯，温柔地将孩子送上小床睡觉。这对于孩子来说是非常重要的。

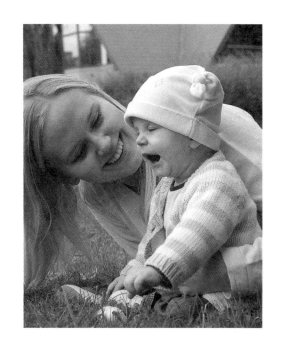

如果家长采取了各种方法，但孩子仍然需要很长时间才能睡着，那么他们也有可能确实不需要睡那么长时间。这时，家长可以试着连续几天让孩子晚些上床。如果第二天早上孩子睡眠充足，精力充沛，那就说明他需要的睡眠确实比较少。

梦　游

确切地说，梦游其实应该属于醒转过程中所发生的障碍。它表现为，睡着的孩子无法完全从深睡眠中醒转。孩子看起来似乎是清醒的，他们也能按照逻辑和程序完成一些行动，例如给自己盛一碗麦片，或穿鞋走出屋门等。梦游中的孩子很难唤醒。父母也不要试图在孩子梦游时叫醒他，因为孩子可能会因为忽然醒来而受惊、摔倒或受伤。父母只要轻柔地握住孩子的手，将他们带回床上躺好就行了。

根据统计，十一、二岁是梦游的高发期，随着年龄的增长，这种现象会慢慢消失。如果孩子夜间出现梦游的情况，父母就要做好安全防护，睡前一定要将门窗锁好。也可以在儿童房的门上安一个小铃铛，这样门一开，父母就能马上听到。

梦游的孩子醒来以后一般不会记得自己曾经梦游，所以父母也不要特意在孩子面前强调这件事。否则孩子就可能觉得自己出现了问题，从而产生害怕睡觉的心理。

夜　惊

四五岁是儿童夜惊症状的高发期。这种现象在2~7岁儿童的身上都可能发生。

夜惊症状与噩梦的区别在于：孩子在入睡1~3小时之后忽然从深度睡眠中醒来，但这时他们并没有完全清醒。孩子常常会睁大眼睛，大声喊叫，双手乱抓，很难恢复平静。他们有时甚至会拒绝家长的安慰和身体接触。

这时最好不要试图叫醒孩子。家长应该安静地等待几分钟，并注意不要让孩子伤到自己。第二天早上，孩子一般完全不会记得自己曾经在夜间惊起。

夜惊一般只有几分钟的时间。在特别情况下可能会持续半个小时之久。这种现象虽然会令父母感到十分不安，但大量研究表明，夜惊与身体疾病或心理障碍没有任何关联。发生夜惊时，父母一定要来到孩子身边进行安慰，这样，孩子在惊恐过后才会感到安全并有所依靠。

　　父母有时很难区分孩子是夜惊还是从噩梦中惊醒。夜惊比较明显的标志是，孩子在夜惊时拒绝安慰，也难以叫醒。被噩梦吓醒的孩子会要求爱抚和安慰，第二天早上也会记得自己做过噩梦。下面的图表可以帮助家长了解二者之间的区别。

怎样区分夜惊与噩梦		
	夜惊	噩梦
睡眠阶段	从深睡眠中醒来，不完全醒转	在醒来前的REM阶段做令人害怕的梦
孩子的反应	孩子会大声叫喊，睁大眼睛，无法叫醒，之后重新安静地入睡	孩子会醒来哭泣或叫喊，会叫妈妈过来
孩子的行为	孩子意识不清，口中念念有词，双手乱抓，拒绝被抱，拒绝身体接触	孩子需要安慰，需要身体接触
家长应该如何行动？	注意不要让孩子受伤，静静等待，不要叫醒孩子	安慰孩子
年龄	1~7岁，4、5岁为高峰期	3~10岁
次日是否有记忆	否	是

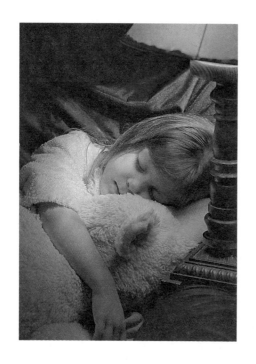

磨 牙

对于八个月到三岁的宝宝来说，在梦中磨牙并不奇怪，这是一种自然现象。牙医认为，儿童在梦中"咬"牙，实际上是在对牙齿的咀嚼面进行打磨。家长大可不必对此担心，因为这种磨牙并不是因为压力造成的。

但是，青少年的磨牙症状则往往是由于心理压力造成的。这时，他们就会在睡眠的REM阶段出现咬牙或磨牙的行为。我们虽然可以通过一些方法减少咬牙的症状，但当务之急则是找到导致磨牙的根本原因，因为夜间长期咬牙或磨牙会对颌骨关节造成损害。

入睡时的抽搐

或许您在睡着时也有过这样的体验：我们会有从高处坠落或身体移动的感觉，这时，手臂或腿就会不自觉地抽动。这是一种常见的自然生理现象，新生儿中也常会见到。只要肢体的抽动不会影响孩子入睡，父母就无需采取任何行动。

睡眠型癫痫

　　睡眠型癫痫可能导致儿童的睡眠障碍。但这种病并不多见。这种病仅在睡眠时发作。发作时及发作后会伴有全身痉挛或语言障碍等症状。

　　如果发现孩子患有这种罕见的病症，家长应该马上带孩子就医。儿科医生会在睡眠实验室中为孩子确诊，再通过药物进行治疗。

　　儿童的睡眠型癫痫一般可以在青春期晚期治愈。

打鼾及睡眠呼吸暂停综合征

　　在2~6岁的儿童中，有7%的孩子会规律性地打鼾。儿童打鼾主要是因为鼻管较窄引发，一般不会产生危害。不过，有些儿童打鼾则是由于病理性的原因，也就是我们所说的睡眠呼吸暂停综合征。患有这种疾病的儿童在睡眠中不仅多汗，还会出现呼吸困难，甚至是呼吸暂停的现象。呼吸暂停会导致缺氧。儿童患有呼吸暂停综合征的几率很低，但这种病对儿童身心发展和成长的危害很大。

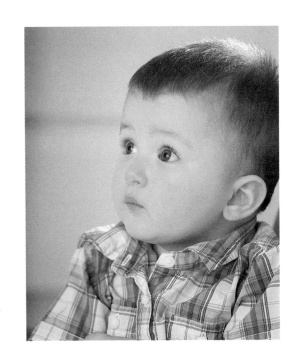

　　如果宝宝常常打鼾，父母一定要带他去就医，请儿科医生来找出打鼾的原因。另外，无论出于什么原因，打鼾所制造的"噪音"也会明显影响孩子的睡眠质量，对孩子白天的感受和注意力产生不良影响。研究结果表明，打鼾的儿童的学习成绩普遍低于不打鼾的同学。

　　另外，打鼾的儿童还更容易做出不寻常的行为。所以，如果您的宝宝常常打鼾，最好还是带他去医生那里进行相应的诊断。

不宁腿综合征（RLS）

　　有大约五分之一的儿童会因长个儿而感到腿疼，这种症状主要出现在夜间。这类孩子常常在晚上腿部抽筋，因此难以入睡。有些孩子无法控制自己的双腿，他们的腿部难以安静，总是不由自主地活动，并且伴有不适的感觉。这种情况被称为不宁腿综合征（RLS）。这种神经性的病变也可能在青少年中出现。如果孩子出现了类似的表征，父母应该立即带孩子去就医。

	星期一	星期二	星期三	星期四	星期五	星期六	星期日
婴幼儿的睡眠记录							
早晨醒来时间							
是否被叫醒 （是，否）							
是否有日间睡眠 （是，否）							
日间睡眠时间							
日间情绪							
睡前所做活动							
入睡程序结束后 所做活动							
关灯时间							
入睡时间							
睡眠中的 特别情况							
夜醒 （是，否，频率）							
夜间睡眠时间							
全天睡眠总时间							